辨野義己

腸を整えれば病気にならない

健康人新書
廣済堂出版

はじめに

「健康長寿」という言葉をよく耳にするようになりました。さまざまな手段で延命は可能になりましたが、それだけにたよらず、健康的な毎日を送って長生きする、という意味です。本書を手に取ってくださった方も、健康長寿を意識するようになった年代の方、おなかの状態にふりまわされている方、アレルギーに悩まされている方、便秘がちな方、肥満に悩んでいる方……などなどさまざまな方がいらっしゃると思います。

さて、腸や腸内フローラがさまざまな人間の健康状態に深い影響をもつことを意識されているでしょうか？　腸の健康に目を向けている人はどのくらいいるでしょう。

ストレスと戦うビジネスマンに多い症状である過敏性腸症候群という病気では、トイレのことが気になって普通の生活を送るのが困難になってしまいます。急行電車に乗れず、各駅停車に乗らなければ、落ち着かない。つまり最寄りのトイレを確認しないと安心できないという「各駅停車症候群」の人がいかに多いか。ではそれに対して改善を試みた人はどのくらいいるでしょうか。

一方、女性も深刻です。先日、あるメーカーの女性がわたしの研究室を訪れました。少し打ち解けてきたときにその女性が「先生は毎日ウンチが出るんですか。すごいですね」と言います。心の中で当たり前でしょう！　と思いながら、「あなたは毎日出ないんですか」と聞いたところ「いつ出たか覚えてないですね。3日前か4日前か……」と言っていたので驚きました。

通常、ヒトが食事をしてから体内にとどまっている食べカスの滞留時間の平均は16〜18時間です。3日〜4日もとなれば、それだけ老廃物がたまり、腐敗した有害物質が体内に回っているということです。

ただこの女性が特別なのではありません。最近では「週末トイレ症候群」という若い女性も多いのです。月曜〜金曜までは排便をせず、週末ゆっくりできるときに下剤を使って出すという。信じられないが本当の話です。

このような話を聞くたびに、腸は大切にされてないな、と感じてしまいます。男性であれば胃の状態やコレステロール、女性であれば肌の状態や体重を気にすることはあっても、腸の不調は「仕方がない」と当たり前のように思っていないでしょうか。

最近、「腸内フローラ」や「菌活」などの言葉が氾濫し始めています。腸内フローラとは腸内常在菌の集団、つまり、微生物の群集、塊です。菌活とは健康に良いとされる発酵食品を摂ることではなく、その摂取による腸内常在菌の構成を変化させることです。

大腸は人間の体で一番病気の種類が多く、病気の発生源と言われています。現在、我が国のがん患者の中で男女とも大腸がんが第1位というではありませんか。とくに、女性のがん死の第1位は2003年から大腸がんなのです。

そのわりに意識されていないことが多く、大腸と長年向き合ってきた私は、何とかしなければ！　という気持ちになります。

腸を意識した生活をすれば、病気も減るだろうし、アトピーや花粉症も改善されるでしょう。健康長寿にも結びつくはずです。そういった事実を届けたくて、本を刊行したり、機会があればテレビにも出演させてもらい、腸の大切さを訴えています（テレビではウンチ博士と呼ばれています）。講演会も多く行い、直接話す場も大切にしています。

本書では腸がいかに重要な器官であり、腸がいかに私たちの体や、生活に知らない間に寄与しているかを紹介したいと思います。

さらには人間が病気を防ぐ大切な防御機能である「免疫」と腸の関係に踏み込んで行きたいと思います。この本を読んだ方の腸内環境が改善され、健康な毎日を送れる人が一人でも増えてくれることを願います。

腸内フローラの構成と機能の研究をはや40年以上の歳月を科学研究の自由な楽園と評される〝大好きな〟理化学研究所で続けさせていただいている感謝とそれにも増して、若い研究者たちと共に手を携えて、腸内フローラの深い課題に挑む覚悟です。

二〇一五年一二月

辨野《べんの》義己《よしみ》

目次

腸を整えれば病気にならない

3章 腸内フローラと免疫

4章　腸の病気と腸内フローラ

5章　がんと腸内フローラ

10章 腸内フローラと生活習慣の関連を探る

制作スタッフ
編集協力／梅方久仁子
編集統括／野田恵子（廣済堂出版）
ＤＴＰ／（株）三協美術

1章

腸内には膨大な微生物がいる

人間は、微生物と共に暮らしている

私たちが住むこの地球は、生命にあふれています。林の中を思い浮かべてみてください。青々と茂る木々、草むらの小さな花、小鳥のさえずり、ひらひらと舞う蝶。とても美しいですね。でも、生命はそういう目に見えるものだけではありません。空気中、土の中、海や川の水の中など、地球上のいたるところに、目には見えない無数の小さな生き物、微生物がいます。なんと地球の重さの3分の1は微生物の重さといわれているのです。

人間の身体も例外ではありません。手のひらや口の中、腸の中などにさまざまな微生物がいて、私たちと一緒に暮らしています。微生物のうち多くは細菌で、一部に酵母やカビ、ウイルスなどもいます。これらは、常にいる細菌の叢《くさむら》という意味で、常在細菌叢《じょうざいさいきんそう》と呼ばれています。

微生物というと、まっさきに病原菌を思い浮かべる人は多いでしょう。物を腐らせるのも微生物の働きです。身体じゅうに微生物がいると聞いたら、なんとなく気持ち悪く感じるかもしれません。でも、微生物の中には、人間の役に立つものもたくさんいます。おい

図表1　人間の身体のこんなところに微生物がいる

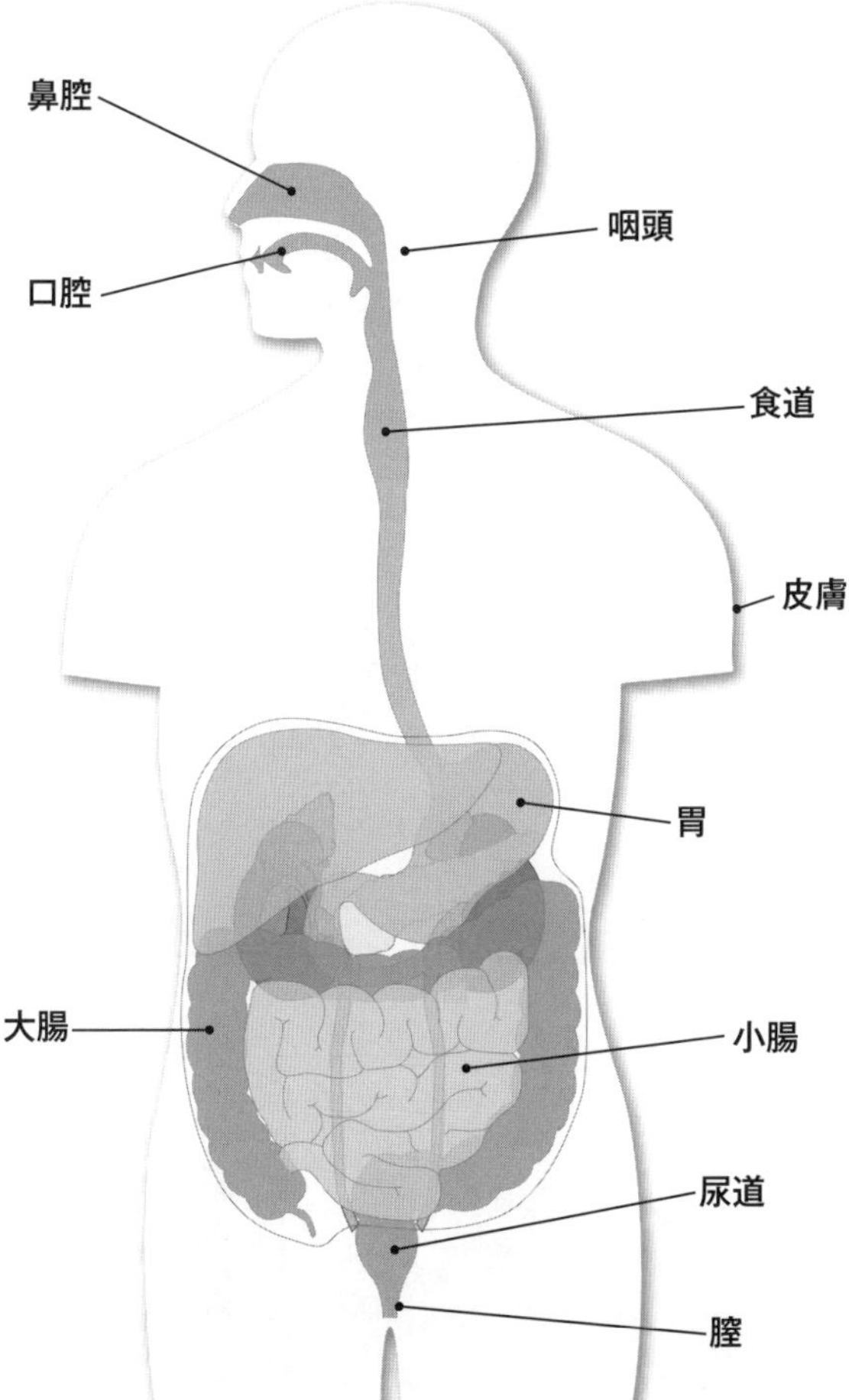

しい味噌、納豆、ヨーグルトといった発酵食品は、微生物の働きで作られます。ビール、ワイン、日本酒といったお酒も、微生物なしでは作れません。人間の暮らしは、よくも悪くも、古代から微生物と共にありました。病気にならないように気をつけながら、一方では微生物の働きを利用してきたわけです。

人間の身体に棲《す》みついている常在細菌叢《じょうざいさいきんそう》も、例外ではありません。常在細菌叢は、単にそこにいるだけではありません。病原菌の侵入を防いで、身体を守る働きをしてくれています。また、最近の研究では、常在細菌叢は人間の身体や精神と深く関わっていて、健康を守る働きをしてくれていることが、わかってきています。

腸は身体の外側

人間は常在細菌叢と共に暮らしています。でも、どこもかしこも無制限に微生物の侵入を許しているわけではありません。15ページの図表1を見てください。常在細菌叢がいるところは、鼻腔、咽頭、口腔、胃、腸、皮膚、膣、尿道など、すべて身体の外側です。

「えっ、胃や腸は身体の内側でしょう?」と思う方もおられるでしょう。胃や腸の中は外

図表2　ちくわの穴は実は外

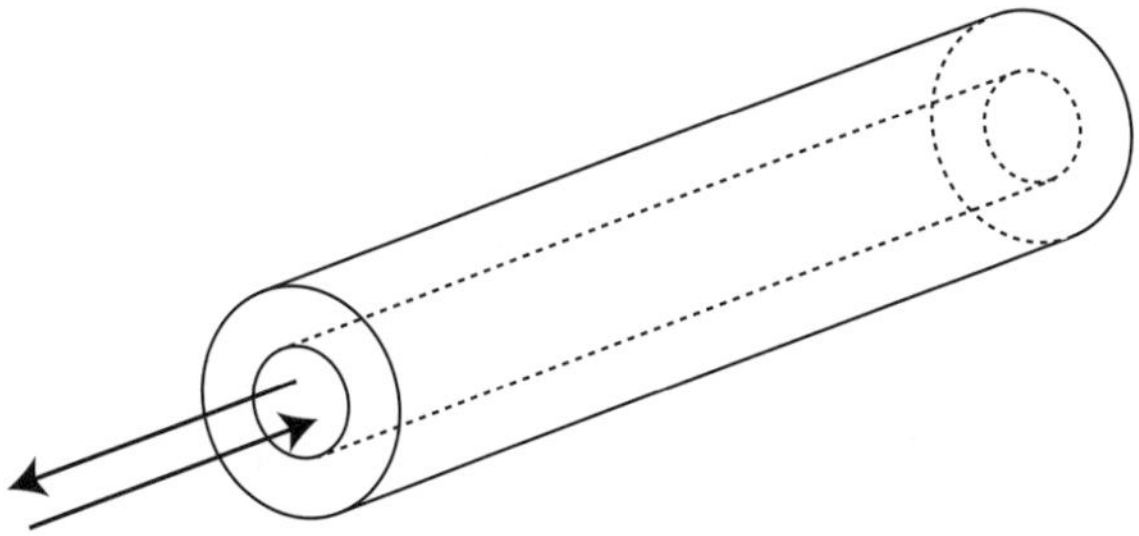

から見えないので、病気のときにはレントゲン写真を撮ったり内視鏡を飲み込んだりして、苦労します。でも、血液を採るときは針を刺して穴を開けますが、内視鏡は、身体に穴を開けなくても飲み込めます。つらいので、麻酔をかけたりする必要はありますが……。内視鏡を飲み込めるということは、実は胃や腸は身体の外とつながっているわけです。

生物学的には、消化管は身体の外側にあたります。真ん中に穴の開いたちくわを思い浮かべてみてください。ちくわをおでん汁に浸ければ、輪の中も汁に浸かります。輪の中は、外側なのです。

消化官は身体の外側なので、たくさんの微生物がいます。

ただし、胃の中は胃液で強い酸性になっているので、酸に強いごく一部の微生物しか生き残れません。小腸にも微生物はいますが、小腸の粘膜はどんどんはがれ落ちて新しい細胞と入れ替わるので、微生物はゆっくり繁殖していられません。大腸には大量の微生物がいて、腸内細菌叢《ちょうないさいきんそう》という集団を形成しています。これが、いわゆる腸内フローラ（腸内細菌叢）です。

大腸内には千種類以上、約６００兆の数の細菌がいます。人間の身体の細胞数は60兆個ですから、細胞の数でいえば細菌のほうが十倍も多くなります。全身の常在細菌叢の重さは2キログラムから２・５キログラム。大腸内だけで約１・５キログラムになります。あなたの常在細菌叢を除いた実際の体重は、実は２・５キログラムも少ないわけです。

ところで、人間の身体で外界とつながっている場所というと、呼吸器はどうでしょうか。呼吸器には空気と共に吸い込まれた微生物が入ってきます。ただ、空気と共に吸い込まれた微生物は、気管のあたりまでで粘膜にひっかかり、痰や咳と一緒に押し出されてしまいます。膣や尿道にも微生物がいますが、子宮や膀胱までは入れません。ちくわの穴のような消化管と違って、呼吸器や泌尿器は、やはり身体の内部です。健康な人間の身体は、内部に簡単には微生物を入り込ませないしくみになっています。

「フローラ」は豊穣の女神

腸内の微生物群を腸内細菌叢と呼ぶと紹介しました。でも、最近テレビの健康番組などで、「腸内フローラ」という言葉をよく聞きます。科学雑誌では、常在細菌叢を「マイクロバイオーム」と呼んでいるものもあります。どこがどう違うのでしょうか。

フローラ（flora）とは、英語（元々はラテン語）で植物相を意味します。植物相とはその地域に棲息する全植物のことです。動物相（fauna：ファウナ）は全動物を指し、生物相（biota：バイオータ）は全生物です。生物相は、植物相と動物相の両方を含みます。昔は微生物は植物に分類されていたこともあり、英語ではマイクロフローラ（小さな植物相）、ガット・フローラ（腸の植物相）という呼び方がありました。でも、微生物は実際には植物ではありません。１９６０年代に、ロックフェラー大学のルネ・デュボス教授は人間の常在微生物

図表3　生物相は、植物相と動物相の両方を含む

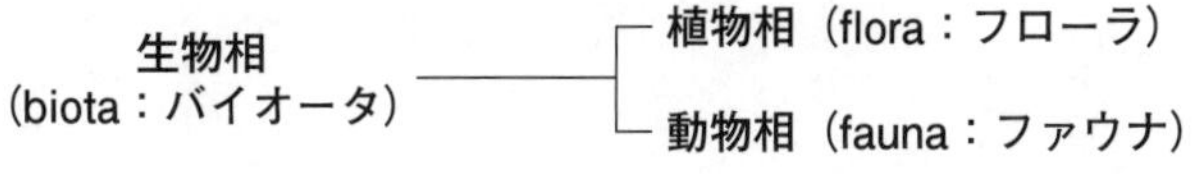

群をマイクロバイオータ（microbiota：小さな生物相）と呼びました。そこで90年代後半あたりからは、マイクロバイオータという言葉が使われるようになりました。

その後、さらに遺伝子解析法が発達し、腸内細菌の代謝機能を全体的に把握できるようになってくると、生物相よりも生物群系（biome：バイオーム）という言葉のほうがふさわしいと考えられるようになりました。他の動植物群と同様、腸内細菌も互いに影響し合ってひとつの世界を作り上げています。ある細菌が作った物質が他の細菌を刺激して増やし、その影響で別の細菌が激減し、などと影響しあって生きています。こちらの方がふさわしいということで、研究者の間では、いまはマイクロバイオーム（microbiome）という言葉が一般的になってきています。

日本では、叢《くさむら》のような細菌群ということで、腸内細菌叢《さいきんそう》という言葉が使われていました。でも、私の師である光岡知足先生と私たちは、腸内の微生物群をもう少し美しく豊かなイメージの言葉で表現したいと考えました。そこで80年代に、英語のマイクロフローラやガット・フローラをもとに「腸内フローラ」という言葉を使い始めました。フローラは元々ローマ神話に登場する花と春と豊穣の女神です。本書ではお花畑のイメージで腸内フローラという言葉を使っていきたいと思います。

図表4　腸内村では、さまざまな人たちが協力したり、ときにはじゃまをし合ったりしている

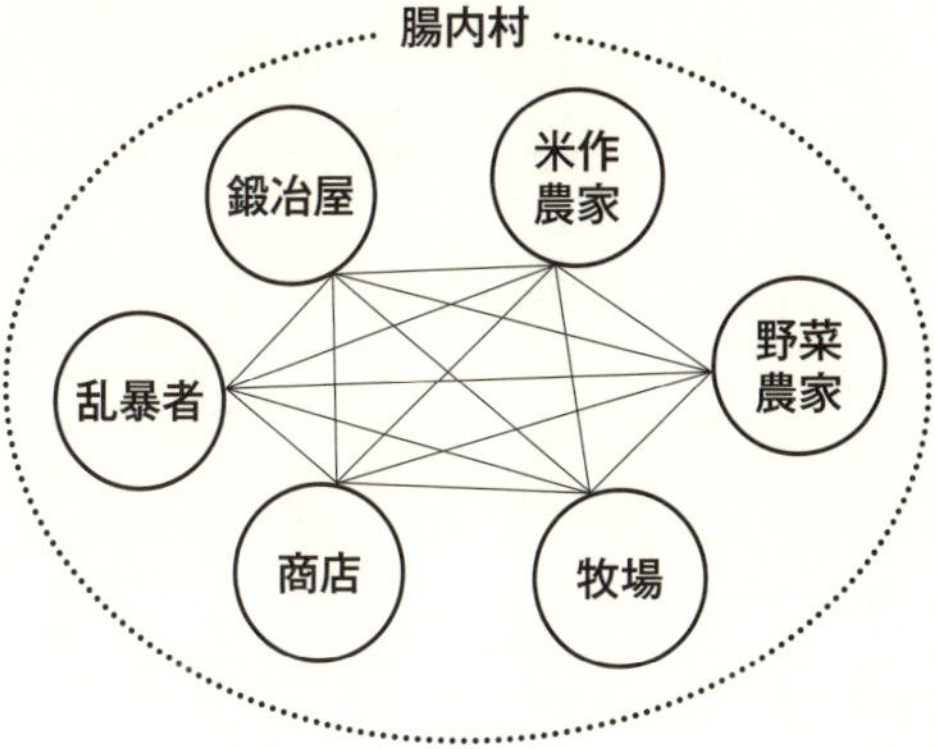

腸内は、多様な細菌たちが共存・共栄する社会

腸内には、ただ多くの細菌が住み着いているわけではありません。多様な細菌たちは、お互いに影響し合って、ひとつの群集社会を作り上げています。

例えば、腸内村というひとつの村を想像してみましょう。村には、さまざまな仕事をする人たちが暮らしています。米を作る農家があれば、野菜を作る人もいます。スキやクワを作る鍛冶屋さんがいれば、食べ物や日用品を仕入れて売る人もいます。米の生産量を上げたいからといって米作農家ばかりになると、スキやクワが手に入りません。いろいろな人が、分担していろいろな仕事をしているからこそ、うまくいくのです。

村には、乱暴な〝悪玉〟もいます。〝悪玉〟はいないほうがいいようにも思いますが、力自慢でよそ者を追い払ってくれたりします。〝悪玉〟が多すぎるとやっかいですが、少数派なら、みんなで悪さをしないように見張っていれば、問題を起こしません。

この村のように、腸内フローラはただのお花畑ではなく、さまざまな微生物が集まって、互いに協力をしたり、じゃまをし合ったりして暮らしています。しかも、その構成は個人個人で特徴的で、誰ひとり同じ腸内フローラを持つ人はいないといえます。

微生物は、物質を変化させる

微生物がさまざまな発酵食品を生み出すことは、先に説明しました。

生物は、いろいろな有機化合物やミネラルを身体の中に取り込んで別のものに変え、自分の身体を構成する材料やエネルギーとして利用します。私たち人間も、食べ物として炭水化物、脂質、たんぱく質などを取り込んで、骨や筋肉などの組織を作ったり、エネルギーとして使ったりしています。このような働きを代謝《たいしゃ》といいます。

図表5　微生物が起こす代謝

実は、この代謝を行っているのが、酵素です。余談ですが、最近、「酵素ダイエット」とか「加齢で不足した酵素をおぎなう」といって生野菜ジュースやサプリメントを勧める人がいます。でも、あれは、ほとんど誤りです。酵素はものすごく多くの種類があって、身体の中で足りなくなったから、生野菜ジュースでおぎなうというわけにはいきません。ねじ山の大きさも形も違うねじがいっぱいあるのに、肝心のねじ山に合わないドライバーを持ってきても役に立たないのと同じことです。人間の身体の中の酵素が足りないからといって野菜の酵素を持ってきても、役に立ちません。また、酵素は基本的にたんぱく質ですから、消化酵素（これも酵素！）で、アミノ酸に分解されてしまいます。酵素のまま

身体の中に取り入れることは、不可能なのです。

閑話休題。微生物も同様で、さまざまな代謝機能を持っています。乳酸菌はミルクから乳酸を作り、納豆菌は大豆からあのネバネバ成分を作り出します。

物が腐るのも代謝の一種です。実は、微生物にとっては、発酵と腐敗の区別はありません。人間が、自分たちにとって都合が良い代謝を発酵、都合が悪いものを腐敗と呼んでいるわけです。

微生物は、いろいろな物質を変化させる工場のような力を持っています。

そして、この代謝機能が、腸内フローラでは大きな意味を持っています。

例えば腸内細菌が作り出した有害物質が、大腸がんなどの病気を引き起こしたり、有益な物質が、体調を整える大事な役割を果たしていることがあります。有害物質を、腸内細菌が分解して無毒にしてくれる場合もあります。腸内フローラを構成する細菌たちが、どんな代謝機能を持っているかを調べることは、とても重要です。

脳がない動物はいるが、腸がない動物はいない

身体の中で、いちばん重要な臓器はどこだと思いますか。脳は、もちろん重要です。脳が働かなくなったら、私たちは生きていけません。心臓も重要です。心臓が止まったら、数分間で身体は機能を完全に停止してしまいます。でも、腸は？

ひょっとして、「たかが腸」などと思っていませんか。

以前は医師の間でも、「たかが腸」という感覚はありました。でも、科学が発展すると共に腸の重要性がわかってきて、いまは腸が大きくクローズアップされてきています。

例えば、身体を異物から守る免疫機能は、私たちが生きていく上でとても重要です。複雑な免疫機能が解明されてくるにつれて、腸が免疫に大きな役割を果たしていることがわかってきています。腸管には、身体全体の免疫細胞の半分以上が集まっているのです。

それから、身体の中でさまざまな情報を伝達するのに、神経の果たす役割は重要です。腸は脳の次に神経細胞が集まっている臓器で、第２の脳と呼ばれているくらいです。

そもそも脳がない動物はいますが、腸がない動物はいません。例えば海にいるホヤの成

体には単純な神経節しかなく、いわゆる脳はありませんが、腸はしっかり持っています。食べ物から栄養を取り込むことは動物にとってなくてはならない機能だからでしょう。最近の研究では、腸内フローラが脳に影響を及ぼすということもわかってきています。そこで、私は実は腸は第2どころか第1の脳ではないかとも考えています。

腸内フローラは、そんな大切な腸にいて、いろいろな物質を変化させているわけです。腸が重要な臓器であればあるほど、腸内フローラは重要な存在です。

2章

腸内フローラってどんなもの？

腸内フローラには、こんな細菌がいる

ここで、腸内フローラは実際にどんな状態になっているのかを紹介しましょう。

生きた腸の中を調べるわけにはいきませんが、大便を調べると腸内フローラのおよその様子がわかります。健康な人の便は80％が水分で、残りは食べ物の残りかすと、はがれ落ちた腸の粘膜（腸の垢のようなもの）、そして生きた腸内細菌からできています。

先に腸管は外部とつながっているから、細菌がたくさんいると説明しました。でも、自然界にいる細菌がそのまま腸内フローラなのかというと、明らかに違います。腸内フローラは、腸内フローラ特有の細菌たちで構成されています。

人間の腸内フローラとしての傾向はあるものの、腸内フローラがどのような細菌で構成されているかは、個人個人で異なります。人によって顔が違うように、腸内フローラにも個性があって、一生を通じて変らないパターンがあります。

この元となる細菌は、親から受け継ぐと考えられます。子宮の中で、基本的に胎児は無菌状態です。それが産道を通って誕生するときに、母親の膣にいた細菌や腸内細菌に赤ち

ゃんはさらされます。母乳を飲んだり、スキンシップをしたりするうちにも、親の口、手、乳房などにいた細菌が入ってくるでしょう。

ですから、母と子や兄弟姉妹の間では、他人に比べると腸内フローラのパターンはよく似ています。ただ、家族間でも違いはあって、生まれてから長い間に受け取った細菌の違いや生活習慣の違いで変ってくると思われます。

母と子で似通っていると聞くと、もうおわかりでしょう。腸内フローラは、国や民族によって異なります。例えば私たちが命名提案した新種の腸内細菌にバクテロイデス・プレリウスという細菌があります。このプレリウス菌は、日本人から分離したものでは、海藻の食物繊維を分解する遺伝子が取り込まれています。ところが、同じ菌種でも北米人から分離したものには、ありません。北米人は、海藻を食べても、その食物繊維を利用できないのです。われわれ日本人が日常生活の中で海藻を食べ続けていることで、腸内細菌の機能も適応したのでしょう。

善玉菌、悪玉菌、日和見菌《ひよりみきん》

微生物が行う代謝のうち、人間の役に立つものを発酵、立たないものを腐敗と説明しました。同じように、人間の健康に都合がいい菌を善玉菌、都合が悪い菌を悪玉菌といっています。また、とりあえずどちらでもない、その他大勢の未知の腸内細菌を日和見菌といいます。

善玉菌は、小腸で吸収され損なった糖類や食物繊維から、発酵によって酪酸、酢酸、乳酸などの身体に役立つ物質（短鎖脂肪酸や有機酸）を作り出します。これらの酸によって、腸内が酸性に保たれると、善玉菌は増えやすく、悪玉菌が増えにくくなります。また、酸性の環境では、一般的に病原菌の繁殖も抑えられます。ピクルスなど酢漬けの食べ物が長期間保存できるのは、そのためです。

また、この酸は腸管を刺激して蠕動《ぜんどう》運動を活発にして、便秘を防ぐ働きがあります。免疫細胞を活性化したり、大腸がんの発生を抑えたりするほか、肥満を抑制する機能もあります。短鎖脂肪酸を作り出す善玉菌は、腸内環境を整えるためには、いいことずくめです。

善玉菌の代表選手は、ビフィズス菌、乳酸菌、酪酸菌です。

乳酸菌とは、主にブドウ糖から乳酸を作り出す細菌の総称です。酸素があっても生育できる通性嫌気性菌です。

乳酸菌にはラクトバチルス、ラクトコッカス、エンテロコッカスなどさまざまな属の細菌がいて、26属４００種類以上が発見されています。

糖から作り出された乳酸は酸性で、乳酸発酵した食べ物は酸っぱい味がします。

ヨーグルトは牛乳を乳酸菌の力で発酵させたものです。ほかにも野菜で漬物、魚でなれずしなど、乳酸菌は食品の発酵によく活躍しています。いずれも酸が作られるため腐敗菌が抑えられるので長持ちします。

ただ、それぞれの乳酸菌の種類には違いがあって、ヨーグルトと同じ乳酸菌が漬物を作るわけではありません。また、ヨーグルトでもいろいろ種類があって、多くのメーカーが、いかにおいしく健康にいいヨーグルトにするかでしのぎを削っています。

ビフィズス菌は、ビフィドバクテリウム属の細菌の総称で、酸素があると生育できない偏性嫌気性菌です。ビフィズス菌もブドウ糖から乳酸を作り出しますが、２対３くらいの割合で、乳酸よりも酢酸を多く作ります。酢酸は料理などに使うお酢の主成分で、やはり酸っぱい味がします。

ビフィズス菌は、人や動物、昆虫の腸管から40種類が発見されていますが、そのうちビフィダム菌、ロングム菌、ブレーベ菌、アドレセンティス菌など6種類が人間の腸内に存在していて、人の腸に最も多くすむ善玉菌です。

酪酸菌は、その名の通り酪酸を大量に産生する腸内細菌の総称です。最近注目され始めたばかりで、まだ詳しくはわかっていませんが、おそらく700種類以上はいて、腸内細菌の中では多数派集団です。代表的なものには、フェイカリバクテリウムがいて、腸内で最も優勢に存在する善玉菌です。

悪玉菌として有名なのは、ウェルシュ菌です。ウェルシュ菌はたんぱく質から毒素を産生するため、食中毒の原因菌としても知られています。他にも、クロストリジウム・ディフィシール、バクテロイデス・フラジリスといった細菌も悪玉菌の仲間です。これらの菌は、肉をたくさん食べる人の便にたくさんいます。

日和見菌の代表選手は、大腸菌

日和見菌で代表的なのは、大腸菌や大部分のクロストリジウム属、バクテロイデス属の菌です。大腸菌というと強い毒素を出す病原性大腸菌O‐157やO‐111のイメージが強いかもしれません。でも、大腸菌の中で病原性があるのはごく一部の株で、標準的な大腸菌は無害です。大腸菌は便の中では少数派にもかかわらず、便の中によくいる菌として、河川や海の水が便で汚染されているかどうかの指標として使われています。例えば水道水の水質基準では、大腸菌は「検出されないこと」となっています。水の中に大腸菌が発見されるということは、どこかで未処理の下水が混じり込んでいる可能性があるので、飲むのは止めた方がいいですよということです。

ちなみに、病原性大腸菌O‐157やO‐111は、口から入ると腸の中で増殖して、ベロ毒素という猛毒を産生します。このベロ毒素が腸粘膜を破壊して血液の中に入り、赤血球や血小板を破壊しながら全身を回ります。そして、脳や腎臓に大きなダメージを与え、ときには死に至らしめることもあります。特に抵抗力が弱い幼児や高齢者にとっては、非常に危険な細菌です。

病原性大腸菌は、腸の中で増殖してから症状が出てくるため、潜伏期間が4〜9日と比較的長いのが特徴です。そのため感染すると、気がつかない間に家族の間などで広まってしまいます。予防のためには、食べ物を扱うときにはこまめに手を洗い、食器や調理器具を清潔に保つようにしましょう。特にトイレに行ったあとによく手を洗わずに料理したりするのは、もってのほかです。幸い熱や消毒剤に弱い菌なので、野菜などは水道水でよく洗う、肉はじゅうぶん加熱するなどすれば、比較的あっさりと死んでしまいます。例えば75度で1分以上加熱すると死滅します。

善玉菌が多め、悪玉菌が少なめのバランスが大切

日和見菌は腸内フローラでは、その他大勢であり、通常は特に目立った活動はしません。ただ、悪玉菌が増えるなど全体のバランスが崩れたときには、有害な働きを助けてしまうこともあります。便宜的に善玉菌、悪玉菌、日和見菌と分けていますが、実際の菌の活動は、とても複雑です。人間でも、100%善人とか100%悪人という人は、まずいないでしょう。1章でも紹介したように、腸内村の住人は、全員が善玉というわけにはいきません。さまざまな菌がいる中、善玉菌が十分に多く、悪玉菌はほどほどに少ないというバランスが重要なのです。

図表6　年齢による腸内フローラの構成の変化

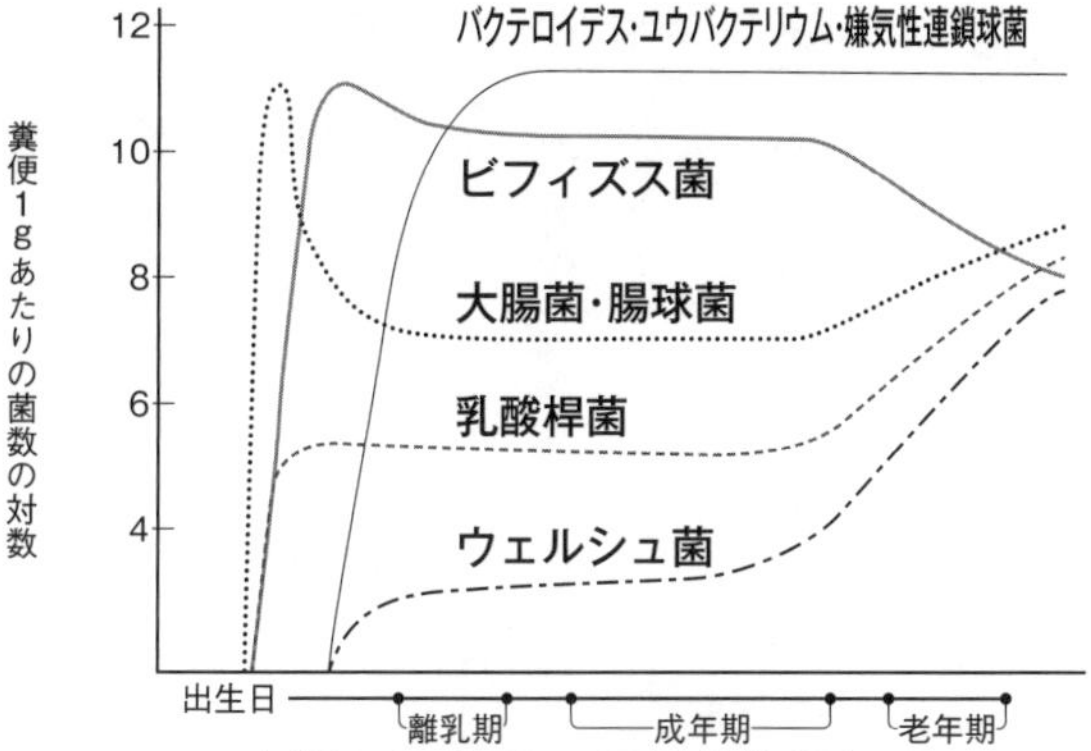

年齢とともに移り変わる腸内細菌（模式図）

出典：光岡知足著『人の健康は腸内細菌で決まる！』（技術評論社、2011年）

健康な人では、だいたい善玉菌20%、悪玉菌10%、日和見菌70%くらいの割合になっています。状況によって、善玉菌は10～30%くらいになります。悪玉菌は、増えてきても20%になることはまずありません。

腸内フローラは年齢で変化する

個人的な特徴があるといっても、年齢や生活環境で腸内フローラは変っていきます。

例えば年をとると腸の圧力が弱くなるためか、便が細くなってきます。食べ物の好みや量も、若い頃に比べると変ってくるでしょう。腸の状況が変れば、当然そこに住む腸内フローラも変ってきます。年齢によって腸内環境が変ることは、私の師である光岡知足先生が培養法で解明し、1972年に発表されました。その結果を図表6のグラフに示します。グラフを見ると、年齢によって腸内フローラの構成がずいぶん違っているのがわかります。

赤ちゃんは母親の胎内にいるときは無菌状態です。生まれてはじめて出る便は胎便といって無菌ですが、3、4時間後には大腸菌、腸球菌、クロストリジウムなどが増え始めます。生まれてきたときに産道にいた菌や、病院で生まれた場合は病室にいた菌などが入ってくるのでしょう。生後2~3日目頃から授乳が始まるとビフィズス菌が現れ始めて、1週間くらいで他の菌を抑えて優勢となります。ビフィズス菌は、母乳中の乳糖が大好きなので、赤ちゃんがミルクばかり飲んでいる間はビフィズス菌の天下です。

腸年齢には、個人差がある

離乳が始まると、バクテロイデスやクロストリジウムなど成人にいる腸内細菌が増え始め、腸内細菌の種類が多様化して、大人と似た構成の腸内フローラになっていきます。そして、その人の食生活によっても、腸内フローラに個性が現れます。

大人の間は大きな変化はありませんが、年をとると善玉のビフィズス菌が減って、悪玉のウェルシュ菌などが増えていきます。悪玉菌が増えるのは、一種の老化現象です。年をとると、どうしても腸の働きが弱くなります。腸管の動きがにぶったり消化酵素の分泌が減ったりして腸内環境が悪化すると、悪玉菌が増えてきます。するとその悪玉菌が腸内環境を悪くして、また悪玉菌が増える、という悪循環に陥っていきます。

ただし、年齢による腸内環境の変化には、個人差があります。若い頃からの生活習慣によって常に悪玉菌が優勢だった人は、善玉菌が優勢だった人に比べて、当然老化が進みやすくなります。また、年をとってからでも、食生活など生活習慣を変えれば、ある程度腸の状態を若返らせることも可能です。

先ほど紹介したグラフは面白いデータですが、これは1960年代の調査を基にしています。いまの人は50年前と比べて食生活が大幅に変っているので、腸内フローラもかなり違っているでしょう。いまの若い女性は2人に1人が便秘で、腸内環境が悪いと推定されます。お年寄りのほうが、むしろ運動や食事に気を遣っていて、いい腸内環境を整えているかもしれません。

また、このグラフは大勢の人の便を集めて、年代ごとに腸内フローラの構成を調べて、

図表7　私(著者)の腸内フローラ構成の変化

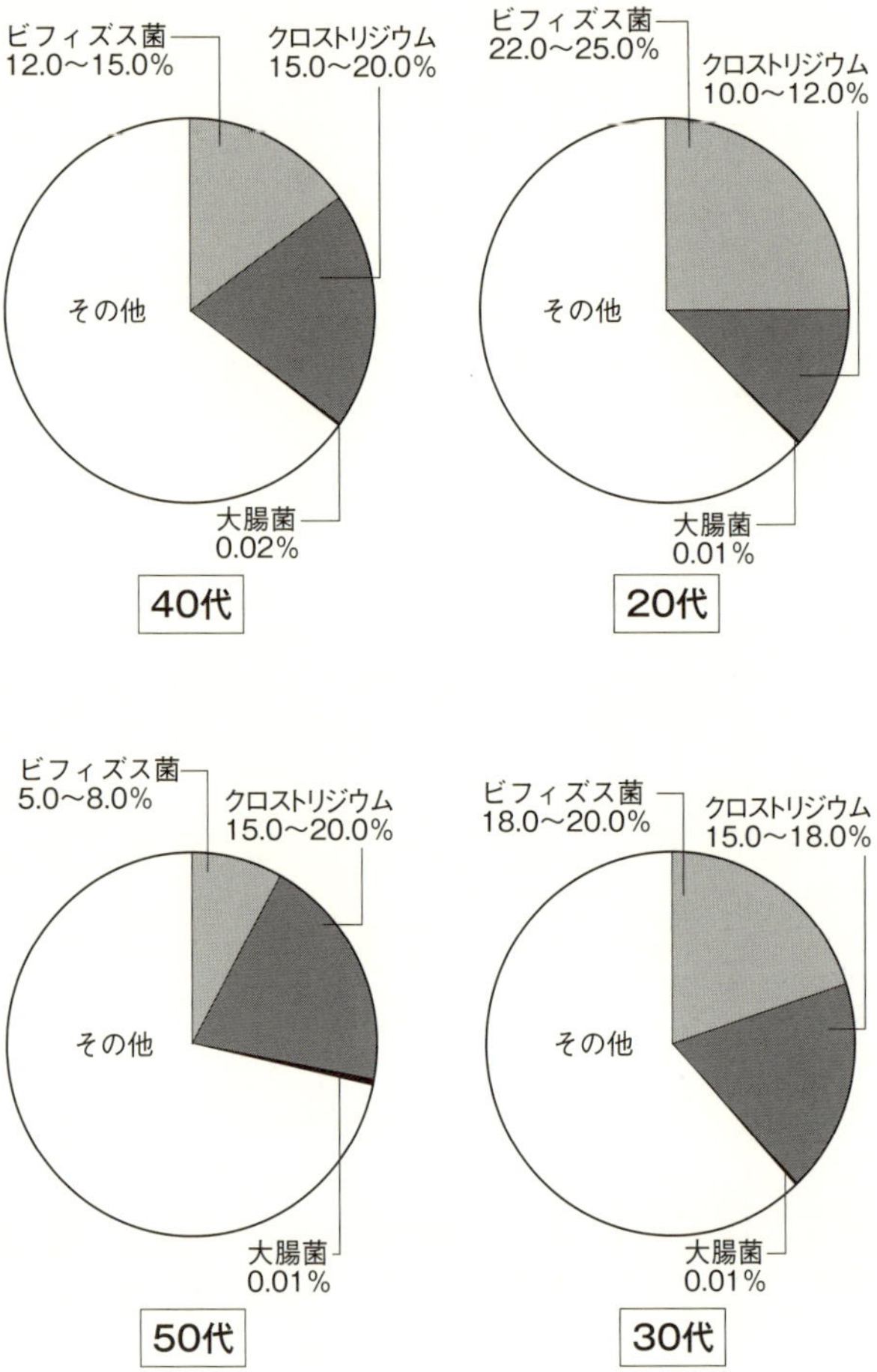

平均したものです。ひとりの人が年をとると共に起こった変化を追跡して調べたわけではありません。ひとりの人の腸内フローラを追いかけて、年齢と共にどう変っていくのか、あるいはどんな生活習慣のときにはどんな腸内フローラになるのか。今後、これを詳しく調べていくと、非常に役立つと思います。

私の腸内フローラの変遷

ひとりの人間の腸内フローラが年齢と共に変っていくデータは、ひとり分だけですが、存在します。私のものです。私は23歳くらいの頃から、毎年自分の腸内フローラを何十回も調べてきました。それで、変化をずっと追うことができるのです。私のデータを見ても、年齢と共に善玉菌であるビフィズス菌が減り、悪玉菌のクロストリジウムが増えていることがわかります。ただ、60代では年をとったにも関わらず、状況は改善しています。

お恥ずかしいことですが、私は50歳くらいまでは生活習慣に無頓着でした。肉とお酒が大好きで飽食を満喫していた結果、気がつくと体重86キログラムでウエストが91センチという、立派なメタボ体型になっていたのです。しかも、血液検査で総コレステロール値が

400mg／dℓを超え、健康診断で「要治療」を宣告されてしまいました。いまは診断基準が少し変っていますが、当時は総コレステロール値220mg／dℓ以上で脂質異常症と診断されていましたから、これは相当な値です。

腸内フローラ研究をしている私がメタボで、もし大腸がんで死んだりしたら、目も当てられません。そう考えて、根本的に生活習慣を改善することにしました。毎日野菜中心の食生活にして、酸味が苦手でそれまで食べなかったヨーグルトを毎日500グラム食べることにしました。ちなみに、普通一人分として売られている小さなカップ入りヨーグルトは、1個70〜85グラムです。大きなパッケージ入りのヨーグルトが、いまはだいたい400〜450グラムです。以前は500グラムが1パックだったので、それを毎日1パック食べました。それから、腸の動きをよくするためには、運動も欠かせません。毎日、体操とウォーキングも実行することにしました。その結果、体重が減り、総コレステロール値は基準値内におさまり、腸内フローラも善玉菌が優勢の良好な状態になりました。

肉食実験で、腸内フローラが変った

いまはすっかり健康的な生活を送っていますが、若い頃には悪い方の食生活を試してみたこともあります。

私は35歳のときに、自分の身体を使ってある実験をしました。それは、毎日1・5キログラムの肉だけを40日間食べ続けるというものです。他の食品の影響を排除するために、ご飯や野菜はいっさい食べずに、肉だけを食べることにしました。

朝はハムやソーセージで、昼は肉、夜も肉。実は同じ実験に挑戦してくれた仲間がいましたが、肉だけを食べるというストレスに耐えきれず、みんな20日間で脱落してしまいました。でも、もともと野菜嫌いで肉好きの私は、なんとか40日間続けられました。

肉食を続けるうちに、身体には変化が現れました。体臭がきつく脂っぽくなり、出そうと思えばパワーは出るものの、身体が重たく疲労感が抜けません。便は黄色から黒褐色に変り、分量が少なくなり、ものすごく臭うようになりました。

培養法で腸内フローラの構成を調べると、善玉のビフィズス菌は20%あったのが15%に減り、逆に悪玉のクロストリジウムは10%から15%に増えました。

生活習慣で腸内フローラの構成が変る、よい例だと思います。

図表8　肉食実験で、腸内フローラの構成が変った

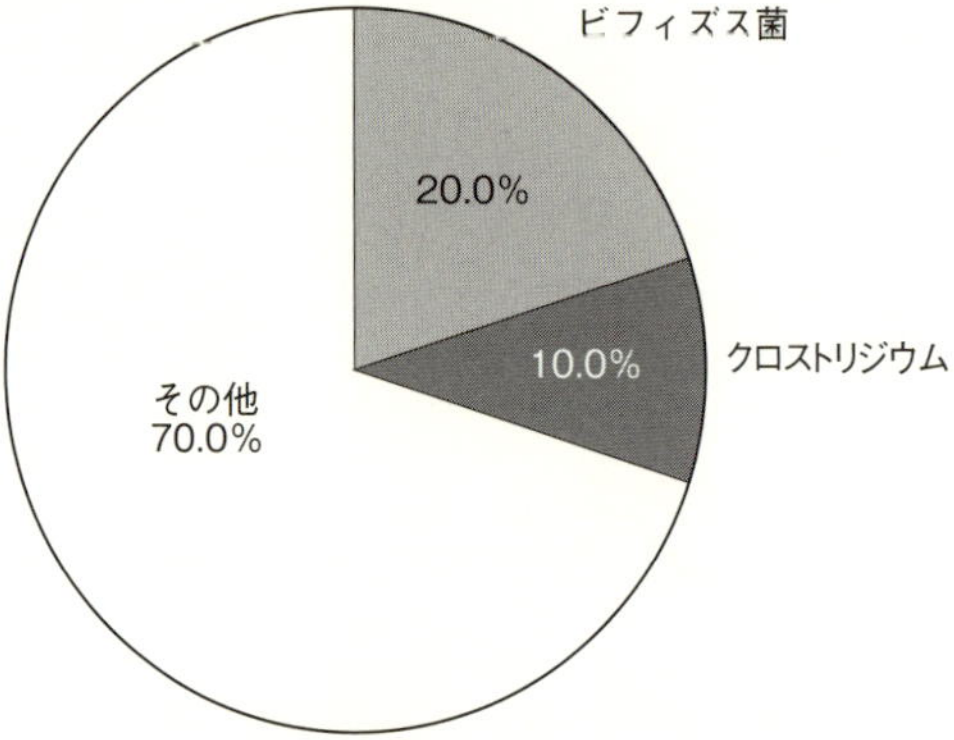

実験前

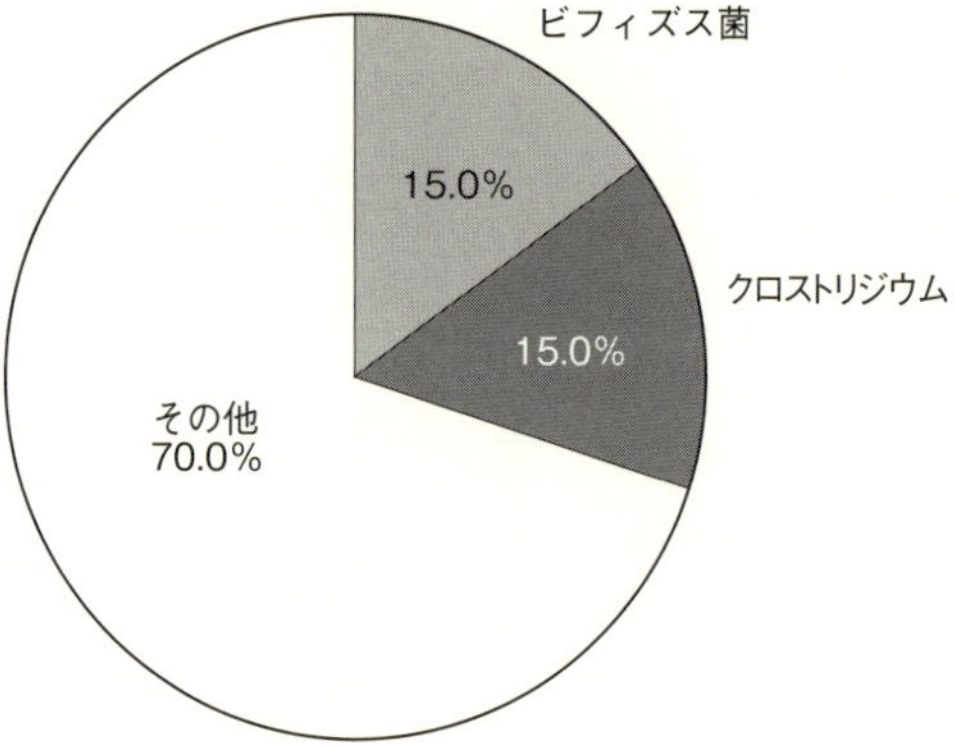

実験後

3章

腸内フローラと免疫

ヨーグルトを食べ続けたら、花粉症が改善した

前章では、50歳からの生活改善でメタボ脱却を果たしたことをお話ししました。

そのとき予想外だったのは、生活改善に成功した結果、毎年悩まされていた花粉症が、すっかり軽くなってしまったことです。それまでの私は、毎年春になると鼻水が止まらず、鼻の下は常にひりひりと赤くなり、1日にティッシュ1箱では足りない状態でした。ところが、2年間ヨーグルトを食べ続けて、気がついたら春になっても症状が出なくなっていたのです。

花粉症は、免疫機能の異常によって起こります。花粉症にかかると、花粉という特別害ではないものを、外敵が侵入したと勘違いして、必死に身体の外へ出そうとしてしまいます。そのためにくしゃみを連発し、鼻水だらだら、目からは涙という状態になるわけです。

何年も悩まされた花粉症が現れなくなったのは、毎日500グラムのヨーグルトを食べ続けたことで、私の腸内環境が劇的によくなり、免疫機能が正常に働くようになったとしか考えられません。腸内環境が免疫機能と深く関わっていることは、身をもって体験でき

ました。そして、二〇〇四年から二〇〇六年には森永乳業との共同研究によって、ビフィズス菌の花粉症軽減作用を解明することができました。

免疫とは、「自己」と「非自己」を見分けるシステム

地球上には、多くの細菌、ウイルス、カビなどがいて、空気中を漂い、あるいは水や食べ物の中に潜んでいます。それらが身体の中に入ってきて勝手に増殖を始めたら、私たちはひとたまりもなく病気になって、死んでしまいます。そこで、身体にとって不都合なものをすばやく見つけ出し、殺したり外に出したりして身体を守るしくみが、私たちの身体には備わっています。それを免疫と呼んでいます。

免疫には、大切な機能が2つあります。

ひとつは身体に不都合なものをきちんと排除することです。これがうまく働かないと、病原菌に感染しやすくなります。通常なら特に害がないような弱い菌に感染して重症化したり、ときには命を落とすこともあります。

また、免疫機能はがん細胞の排除にも力を発揮します。私たちの身体の中では1日に5

図表9　免疫の機能は2つある

機能	機能不全で起こる疾患
異物の除去	感染症、がん
無害のものを攻撃しない	アレルギー症、自己免疫疾患

千個ものがん細胞ができています。でも、免疫機能がそれらのがん細胞をごく小さなうちにやっつけてしまうので、がんにかからずに済んでいます。高齢者ががんにかかりやすいのは、年をとると免疫機能が衰えてくるためです。

免疫のもうひとつの役割は、自分の身体の組織や、外から入ってきても害がないものを見分けて、攻撃しないことです。これを免疫寛容といいます。免疫寛容がうまく働かなくなって、食べ物や花粉に過剰に反応するのがアレルギー症です。また、自分の身体の組織を間違えて攻撃してしまうと、過敏性腸症候群などの自己免疫疾患が起こります。

免疫がしっかり働くためには、身体にとって敵か味方かという判断が重要です。これは、もともと身体の中にあったものか（自己）、身体にはないもの（非自己）かで見分けています。免疫が攻撃するのは、基本的にたんぱく質です。たんぱく質のうち、自分の身体の構成成分は攻撃せず、そうでないものを攻撃します。てっとりばやく敵か味方かを見分けるのには、便利なシステムです。

ただし、そのために現代医療にとっては不都合も起こります。たとえば臓器移植などです。必要があって移植した臓器でも、異物と判断されて拒絶反応が起こってしまうのです。そのため、臓器移植を受けた人は、免疫抑制薬を飲み続けなくてはなりません。

ところで、免疫機能が正常に働いているときには、腸内フローラはほとんど攻撃されません。腸内フローラは、通常は「攻撃しなくてよい身内」とみなされます。免疫細胞は、腸内フローラが人間にとって敵ではなく味方だと知っているわけです。

自然免疫は、最初から自然に持っている

免疫系は、何種類もの免疫細胞が何重にもわたる防御を行っている複雑なシステムです。そのシステムは大きく分けて、「自然免疫」と「獲得免疫」に分かれます。

自然免疫は、最初から自然に持っている免疫で、外から入ってくる細菌などを全般的に排除します。いわば「不審者お断り」のシステムと考えるとよいでしょう。

獲得免疫は、一度入ってきた敵に対して新たに獲得し、二度目からは徹底的に排除します。予防接種は、このしくみを利用したものです。実は一度目からも始動はしているのですが、目立った効果が現れるまでに1週間程度の準備期間が必要なので、一度目は働いていないように見えます。そして、二度目以降の感染では、非常に効果的に働きます。いまのところはSFの中でしか実現していないと思いますが、雑踏の中で防犯カメラに写った指名手配犯を瞬時に見分けて逮捕するようなシステムと考えるとよいでしょう。指名手配のリストに載るまでには少し時間がかかるものの、いったん載ったら強力に働くわけです。

自然免疫は、マクロファージ、樹状細胞、好中球といった「食細胞」が主に担います。

食細胞は、身体に害がありそうなものを片端から食べてしまう（取り込んで分解する）細胞です。食細胞は病原体を食べると活性化して、サイトカインというたんぱく質を放出します。

サイトカインは、警報器のようなものと考えるとよいでしょう。サイトカインが放出されると、警報が鳴り響き、周りの免疫細胞がいっせいに活性化したり、警報が鳴った部分に集まってきたりします。

警報器には、その場で鳴り響く防犯ブザー、建物全体に鳴り渡るもの、警備員の詰め所にこっそり知らせるものなど、いろいろあります。サイトカインにもいろいろあり、その一種インターフェロンは、現在C型肝炎ウイルスを除去する薬や抗がん剤の一種として使われています。

食細胞以外にも自然免疫を担う免疫細胞があり、そのひとつがナチュラルキラー（NK）細胞です。NK細胞は、サイトカインで活性化されて、がん細胞やウイルスに感染した細胞を破壊します。

「○○を食べるとNK活性が上がって免疫力がアップ」といった話を目にしたことがある方も多いでしょう。NK活性はNK細胞の働きの強さを示すもので、免疫力の強さを調べる目安としてよく使われ、健康雑誌などでもよく紹介されます。ただ、実際の免疫機能はNK細胞だけが担うものではありません。マクロファージのような食細胞や獲得免疫が複雑に組み合わさって全体として働くものなので、NK活性だけで免疫力を語ることはできません。あくまで目安程度と考えておきましょう。

獲得免疫は、一度感染してから獲得する

「一度おたふく風邪（流行性耳下腺炎）にかかると、二度とかからない」といった話は、みなさんご存じだと思います。最初におたふく風邪にかかったときに、おたふく風邪のウイルスに対して免疫を「獲得」するので、次におたふく風邪ウイルスが身体の中に入ってきても、増殖する前に素速くやっつけてしまうというわけです。

実は、もともと「免疫」という言葉は、この獲得免疫を指す言葉です。一度、ある病気にかかった人は、次にその病気が流行しても、二度とかかりません。昔の人はその現象を「疫」病を「免れる」ことから、「免疫」と呼びました。その後、それは身体の防御システムのひとつであることがわかり、自然免疫を含めた防御システム全体を「免疫」と呼ぶよ

うになりました。

獲得免疫では、見慣れない細菌やウイルスが身体の中に入ってくると、その一部を「抗原」として認識し、その抗原をターゲットとして除去しようとします。

その「抗原」という鍵穴に合う「抗体」という鍵をたくさん作るわけです。すると、次にウイルスが入ってきたときには、そのウイルスが持つ鍵穴に次々と鍵をかけてしまうので、ウイルスは無力化されてしまいます。

もうひとつ、「抗原」の情報を元に、ウイルスなどが感染した細胞をねらって攻撃する方法もあります。両方が働くことで、より効果的に異物が排除されます。

免疫機能を支える免疫細胞たち

ここで、免疫細胞のうち主なものを紹介しておきましょう。

自然免疫を担う食細胞（害がある細胞を食べてしまう細胞）には、マクロファージ、樹状細胞、好中球などがあります。また、NK細胞は、がん細胞やウイルスに感染した細胞を「食べる」のではなく、破壊します。

図表10　主な免疫細胞と主な働き

マクロファージ		細菌などの異物を食べて分解する。
好中球		炎症部位に集まり、細菌などの異物を食べて分解する。
樹状細胞		細菌などの異物を食べて、情報を提供する。
T細胞	ヘルパーT細胞	樹状細胞やマクロファージから情報を得て、B細胞を活性化する。
	キラーT細胞	樹状細胞から情報を得て、ウイルスに感染した細胞などを攻撃する。
	制御性T細胞	キラーT細胞などが、正常な細胞に過剰な攻撃をしないように制御する。
B細胞		ヘルパーT細胞からの情報や自分が食べた異物を元に抗体を作る。
ナチュラルキラー（NK）細胞		ウイルスに感染した細胞などを攻撃する。
マスト細胞		IgE抗体が抗原と結合すると、ヒスタミンなどを放出する。

獲得免疫に関わるのは、主にT細胞とB細胞というものです。

T細胞はリンパ球の一種で、胸腺で作られます。胸腺は、心臓の上の方にある小さな臓器です。T細胞にはヘルパーT細胞、キラーT細胞、制御性T細胞などがあり、ヘルパーT細胞には、さらに1型（Th1）、2型（Th2）、17型（Th17）などのタイプがあります。そして、Th1はウイルスなどの外敵排除に、Th2はアレルギーの発症に関わっていると考えられます。B細胞もリンパ球の一種で、骨髄に由来するため骨（Bone）のBをとってB細胞と呼ばれています。

樹状細胞やマクロファージからの情報を元にT細胞やB細胞が働いて、抗体を作ったり、ウイルスに感染した細胞を攻撃したりします。

腸の中の免疫細胞

ところで、樹状細胞やヘルパーT細胞といった免疫細胞は、身体の中のどこにいるのでしょうか。リンパ球ですから、血液やリンパ液の中にいて全身を回っているイメージがあると思います。それは、もちろん間違いではありません。でも、実は身体の中で免疫細胞

図表11　腸管には多くの免疫細胞が集まっている

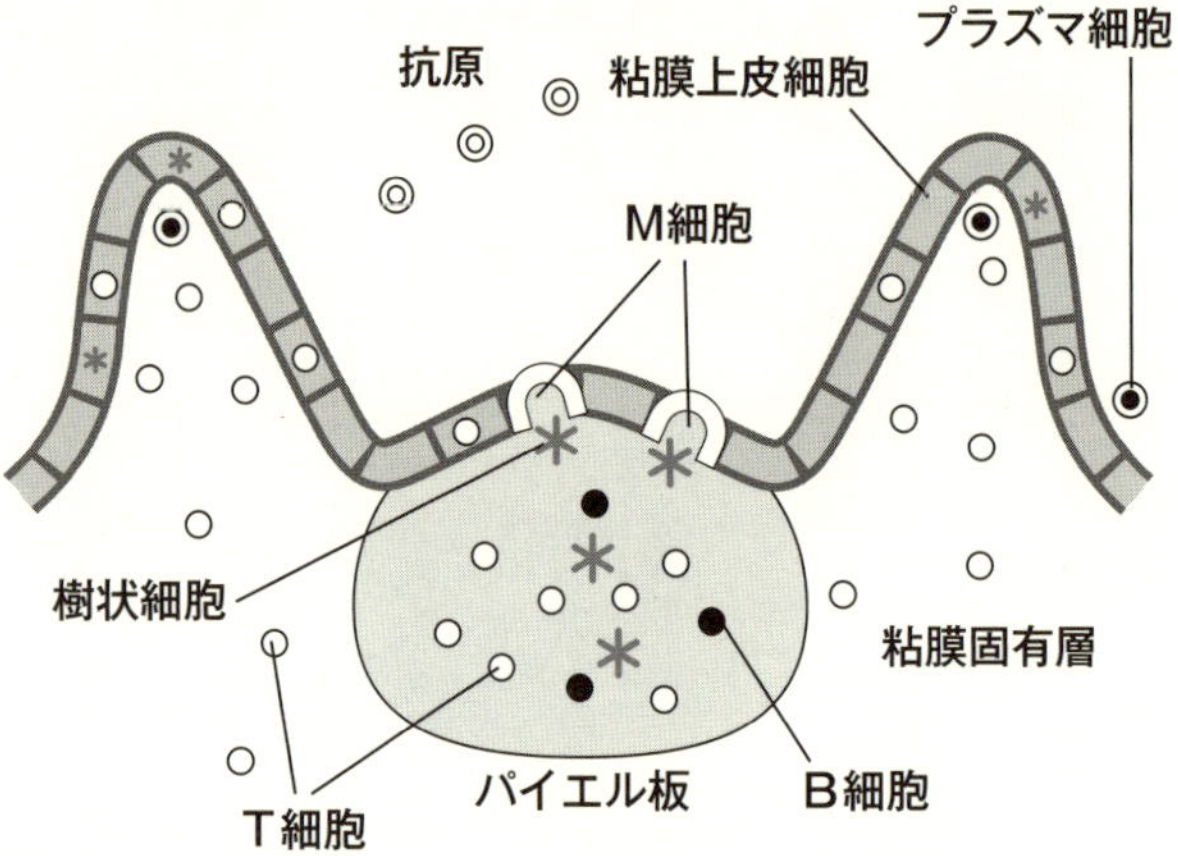

の数がもっとも多い場所は、腸管です。全身の免疫細胞の約3分の2は、腸管に存在しています。

腸管は身体の外側なので、病原微生物が常に入ってきます。食べ物も通過します。しかも、大量の腸内細菌もいます。考えてみれば、免疫にとって腸はもっとも大事なところといえるでしょう。腸に免疫細胞が多いのも当然です。

腸管の免疫細胞の約半分は、小腸にあります。小腸の中には、絨毛《じゅうもう》という小さな突起物が無数にあって、食べ物が消化されてできたブドウ糖、アミノ酸、脂質などの栄養素を吸収します。ちなみに、突起物がたくさんあるのは、栄養素を吸収しやすいように面積を広げるためと考えられています。

小腸の表面は粘膜上皮細胞という細胞の層が覆っていて、その間には、T細胞や樹状細胞がたくさんはさまる形で存在しています。また、粘膜上皮細胞の下にはプラズマ細胞がいて、抗体を生産しています。そうやって、栄養素と一緒に病原体が身体の中に入っていくことを防いでいるわけです。

小腸には、パイエル板という免疫系の司令室にあたる器官もあります。パイエル板は、絨毛と絨毛の間にあって、パイエル板の中には、たくさんのヘルパーT細胞、B細胞、樹状細胞などが存在しています。

パイエル板のすごいところは、腸管を流れていくものを監視する装置があることです。パイエル板の表面には、M細胞という細胞が存在します。M細胞は腸管の中にセンサーを出していて、抗原となる病原体をキャッチします。M細胞の反対側にはポケットのような部分があって、そのポケットには樹状細胞が待ち構えています。病原体がM細胞にキャッチされると、樹状細胞はヘルパーT細胞に「こんなもの食べたよ」と知らせて、獲得免疫が働き始めます。腸の中を通る病原体は、常に監視されているわけです。

このM細胞は、病原体がいないか調べるだけでなく、腸管を流れていくものの全体的な状況を確認しています。例えば、M細胞にキャッチされる腸内細菌の種類が変ると、その情報から、身体の機能が調節されるというわけです。

腸内フローラのいないマウスは、免疫機能が発達しない

腸管にあるヘルパーT細胞や樹状細胞は、腸内細菌をほとんど攻撃しません。でも、それだけではありません。腸管免疫が正常に働くためには、腸内フローラを含む体内微生物の存在が欠かせないことがわかってきています。

腸内フローラと免疫に関する研究は、２０００年あたりから有名雑誌にどんどん論文が掲載されるようになりました。

実験用に、親子何代にもわたって無菌状態で育てられてきたマウスがいます。無菌ですから、当然、腸内フローラを持っていません。この無菌マウスを調べると、小腸のパイエル板の発達が悪く、小さくて貧弱です。パイエル板は、免疫系の司令室にあたる器官だと紹介しました。つまり、腸内フローラがいないマウスでは、免疫系の司令室ができあがらないのです。また、無菌マウスでは、ある抗体の産生量が低くなっています。この抗体は、

通常は腸管で多く産生されていて、腸内フローラのバランスを調節する役割を果たします。それから、無菌マウスでは、通常マウスよりも口から食べたたんぱく質を外敵とみなしてしまう、つまり食物アレルギーのような症状が出やすくなってしまいます。

ところが、この無菌マウスにセグメント細菌という腸内フローラを形成する細菌の一種を与えて腸内に定着させると、免疫機能が回復します。免疫系の司令室であるパイエル板が大きくなって先ほどの抗体の産生量が増え、腸管免疫が正常になってくるのです。

人間の場合でも、免疫系の発達には、ある程度の細菌感染や寄生虫など異物による刺激が必要ではないかといわれています。先進国でアレルギー患者が増加しているのは、衛生状態がよくなりすぎたために必要な刺激が足りないのではという説もあります。

アレルギーを発症、または後に発症する子どもと、アレルギーを発症しない子どもの腸内フローラでは、細菌の構成が異なることが報告されています。どのようなしくみでアレルギーが発生するのかは、まだ詳しくはわかっていませんが、乳幼児期の腸内フローラの構成が免疫系の発達に影響があるらしいのです。

乳酸菌がアレルギー症状を抑制する

アレルギーと腸内フローラの関係については、フィンランドのグループが興味深い研究をしています。アレルギー症状のある母親150人を2つのグループに分けて、子どもが生まれる6週間くらい前から生後6か月になるまで、1つのグループには乳酸菌を、もうひとつのグループには、一見同じに見えますが効果が期待できないプラセボ（偽薬）を、母親と子どもの双方に与えました。

すると2年後にアトピー症状が出た子どもは、プラセボのグループでは47％だったのに、乳酸菌のグループでは23％だけでした。つまり、乳酸菌にアトピーを抑制する働きがあったというのです。

ただ、それでも23％にアトピー症状が出たわけですから、アトピー症状になるかどうかが乳酸菌だけで決まるわけではないようです。おそらくいくつもの要因があり、そのひとつが乳酸菌による外敵排除を促進するTh1細胞の活性化とアレルギーを促進するTh2細胞の抑制なのでしょう。

このフィンランドのグループは、このテーマでかなり長い間研究を続けていて、相当の数の論文を出しています。私たちは彼らと共同研究をして、母親と子どもの大便をもらって解析したことがあります。

ただ、この研究は、他の研究室による追試が、まだあまり行われていません。ようやく2010年頃になって、ある特定地域の子どもたちにビフィズス菌を使ったらアトピー性皮膚炎の発症を抑制するのに効果があったという報告が出てきました。

免疫機能と腸内フローラが関係していることは間違いありません。ただ、乳酸菌やビフィズス菌のような善玉菌の摂取によるアレルギー症の抑制効果についてはさらに検証されていくでしょう。

乳酸菌がインフルエンザを防ぐ

腸内フローラが免疫系に関係しているのであれば、感染症へのかかりやすさにも影響すると考えられます。善玉菌が多く、腸内フローラのバランスのよい状態では、免疫機能がしっかりと働いて感染しにくくなるというわけです。

乳酸菌を摂取するとインフルエンザ予防に効果があるという論文は、日本の乳酸菌飲料メーカーが２０００年にアメリカの雑誌に報告したのが最初だと思います。それまでアメリカの研究者はそんなことを考えたこともなかったのでしょう。これは非常にすぐれた論文だということで、アメリカ細菌学会の月刊ベストペーパー賞を受賞しました。

その後、乳酸菌に関しては、いろいろな食品メーカーがインフルエンザの感染予防について調べてきました。そして、乳酸菌を摂取しているとインフルエンザにかかりにくいという結果は、かなり確からしいとわかっています。

ただ、薬事法では、商品として病気の予防効果があると主張できるのは、厳密な試験データをそろえて製造承認を得た医薬品だけです。特定の商品名をあげて予防効果を宣伝するのは、薬事法違反です。

4章

腸の病気と腸内フローラ

増え続ける炎症性腸疾患

1970年代に光岡によって考案された独創的な培養法による腸内フローラの検索法が確立されて以降、さまざまな病気と腸内フローラの関係が研究されました。私が1974年に理化学研究所に入って、まず取り組んだのが大腸の病気と腸内フローラの関係を解明することでした。

大腸の病気というと、大腸がん、クローン病などの炎症性腸疾患、過敏性腸症候群などです。

炎症性腸疾患は腸管が炎症を起こしてなかなか治らない難病で、主に小腸に起こるクローン病と、大腸に起こる潰瘍性大腸炎があります。どちらも若い人に多くて、発熱、下痢、血便などが長期間続きます。

もともと欧米には多い病気でしたが、最近は日本でもどんどん増えてきています。厚生労働省は、クローン病と潰瘍性大腸炎の両方を難病に指定していますが、特に潰瘍性大腸炎のほうは、そのうち指定から外されてしまうかもしれません。というのも、「難病の患

図表12　腸内フローラに関わりがある腸の病気

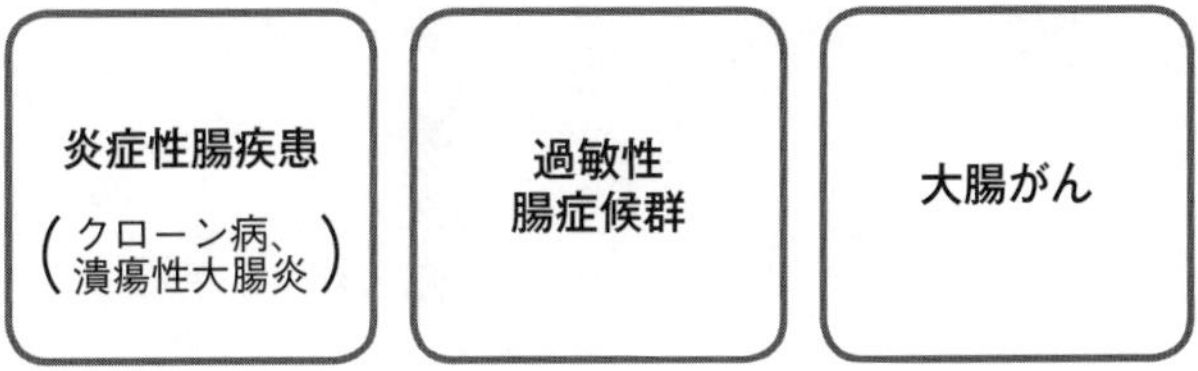
炎症性腸疾患
（クローン病、潰瘍性大腸炎）
過敏性腸症候群
大腸がん

者に対する医療等に関する法律」では、難病とは、「発病の機構が明らかでなく」「治療方法が確立していない」「希少な疾病であって」「長期の療養を必要とするもの」と定義されています。ところが潰瘍性大腸炎の患者数はすでに10万人を超えていて、「希少な疾病」とは言えなくなってきているからです。どうせ難病指定から外れるのであれば、希少ではないと言われる前に、発病の機構が明らかになり、治療法が確立して欲しいものです。

　日本で炎症性腸疾患が増えているのは生活習慣が変ったからだという説があります。確かに最近の日本人は食物繊維の摂取がどんどん減って、腸内環境は危機的状況です。ただ、私が研究を始めた頃は、日本では炎症性腸疾患のきちんとした診断基準さえありませんでした。私は厚生労働省の炎症性腸管障害研究班にも参加しましたが、当時はどの範囲が潰瘍性大腸炎でどこまでをクローン病にするのか、あるいはクローン病と腸結核はどのように違うのかといった話を、いろいろな分野の専門家が集まって、けんけんごうごう論議していました。ですから、いま患者数が増えているのは、診断基準ができたためにそれまで見過ごされていたものが、数字の上で増えたこともあるのだろうと思います。

炎症性腸疾患は、腸管免疫の不具合で起こる

炎症性腸疾患は、以前は原因もよくわからなかったため、治療は対症療法として炎症を抑える薬を飲むくらいでした。ときには炎症が治まらない部分の腸管を手術で取り除くという荒療治も行われてきました。それが、研究が進むにつれて、炎症性腸疾患は腸管の免疫機能が異常を起こしていて、その異常が腸内フローラと密接に関わっていることがわかってきました。

腸管には多くの免疫細胞が存在して、病原微生物の侵入を防いでいます。それと同時に、食べ物に含まれるたんぱく質や腸内フローラを攻撃しないように、免疫反応を抑える働きもしています。

免疫反応の抑制がどこかでうまく働かなくなり、免疫機能が腸内フローラを攻撃して炎症を起こすのが、炎症性腸疾患です。腸内には膨大な数の細菌がいますから、いくら攻撃しても、すべて排除することはできません。そのために炎症が治まらず、長期間続いてしまうのです。

免疫に不具合が起こる原因は、さまざま

炎症性腸疾患で、腸管の免疫機能に不具合が起こる原因は徐々に解明されていますが、全体像はまだよくわかっていません。

欧米ではクローン病は特定の家系で起こりやすいため、以前から遺伝子変異が引き金になると考えられてきました。遺伝子解析技術が発展すると、腸内フローラだけでなく人間の遺伝子の研究も進みます。クローン病に関係する遺伝子変異がいくつか発見され、いずれも腸管免疫機能に関わる遺伝子だとわかりました。遺伝子変異があることで、腸管免疫機能がうまく働かなくなり、クローン病が発症すると考えられます。

潰瘍性大腸炎については、遺伝子変異はいまのところ見つかっていません。ただし、潰

瘍性大腸炎でも、いくつかの腸管免疫の不具合が起こっていることは確かです。

炎症性腸疾患患者の腸内フローラが健康な人のものとは違うことは、培養法の時代からわかっていました。遺伝子解析法で詳しく調べられるようになって、さらに多くの研究報告が出ています。それによると、患者の腸内フローラは細菌の多様性が乏しく、安定していない傾向があるようです。

面白いのは、患者の腸内フローラではフェイカリバクテリウムやビフィズス菌などのいわゆる善玉菌が少ないという報告があることです。

腸内フローラを変えると、炎症性腸疾患がよくなる

炎症性腸疾患の原因が腸内フローラの異常にあるのなら、腸内フローラの調子を整えれば、症状はよくなるはずです。

その観点から、プロバイオティクスとプレバイオティクスを用いた治療がいろいろと試みられています。

プロバイオティクスとは、身体によい影響を与える生きた微生物です。ヨーグルトなど

ビフィズス菌や乳酸菌が含まれるものを食べて、腸内環境を変えようということです。

実際、潰瘍性大腸炎では、乳酸菌やビフィズス菌を摂ると一定の効果があるようです。

オリゴ糖に代表されるプレバイオティクスは、唯一ビフィズス菌を元気にして増やす働きがあるものです。善玉菌であるビフィズス菌にエサを与えたりして、育ちやすい環境を整えるということです。例えば、人間の消化酵素では分解されにくいもののビフィズス菌が栄養源にする食物繊維などが利用されます。これはある程度の効果があるようで、イヌリンやフラクトオリゴ糖のようなビフィズス菌を増やす働きがあるものを摂ると、炎症性腸疾患の炎症が抑制されます。

なお、プロバイオティクスとプレバイオティクスについては、9章で詳しく説明するので、興味がある方はそちらも参考にしてください。

腸内フローラを改善するため〝大便移植〟が試みられている

最近、炎症性腸疾患の治療のために、〝大便移植〟という試みが始まっています。〝大便移植〟とは、患者さんの異常な腸内フローラを改善するために、健康な人の大便を患者さんの腸管内に入れてしまおうというものです。とてもショッキングな話ですが、もちろん、他人の便をそのまま食べるわけではありません。例えば、健康な人の大便をもらってきたら、まず病原微生物がいないことを確認します。それを生理食塩水で薄めてフィルターで固形物をろ過して、大腸内視鏡などを使って、患者さんの腸管内に注入します。

なんとも乱暴な方法ですが、論文報告を見る限りでは、臨床的にある程度の効果は出ているようです。特に偽膜性大腸炎では、健常人の大便移植は大きな効果があると報告されています。

偽膜性大腸炎は、抗生物質を長期間服用したときに起きます。抗生物質の服用により腸内の菌の数が減るために、抗生物質に耐性を持つ病原性の細菌、クロストリジウム・ディフィシル菌が異常に増殖してしまうことで起こります。腹痛に伴い水様性の下痢や発熱が生じ、抗生物質の服用を止めれば、多くは10日から12日で治まりますが、再発を繰り返したり、ときには重症化することもあります。

ただ、私は現時点での大便移植の臨床応用にはもっと慎重になるべきだと思います。他人の大便の中には、どんな有害物質や有害微生物が含まれているかは、よくわかっていません。病原微生物がいないことを確認したといっても、未知の有害微生物や有害物質が入っていないとは限りません。

また、腸内フローラは、個人個人で異なっています。Aさんにとって最適の腸内フローラが、Bさんにとって最適だとは限りません。大便移植では、できるだけ似た腸内フローラを持つ人として、家族間で行うことが多いようです。でも、腸内フローラは母子や兄弟でもかなり違っていて、とても個性的です。もし、その人に合わない腸内フローラを移植してしまうと、効果がないどころかかえってバランスを崩してしまうかもしれません。

現在、日本でも大便移植を実際に行っている施設がありますが、効果がある場合もあれば、ない場合もあると聞いています。効果がない場合には、その患者さんの個性に合わない腸内フローラを移植しているのかもしれません。

細菌カクテルによる〝テーラーメイド医療〟を目指せ

いまは患者の個人差を考慮したテーラーメイド医療が進んでいます。個人の体型は微妙に違うので、既製服ではどうしてもしっくりしないところがあるでしょう。仕立屋さん（テーラー）にぴったり身体に合った服を作ってもらうように、その人の特性にぴったり合う

図表13　近い将来細菌カクテルを口から飲むことも可能に

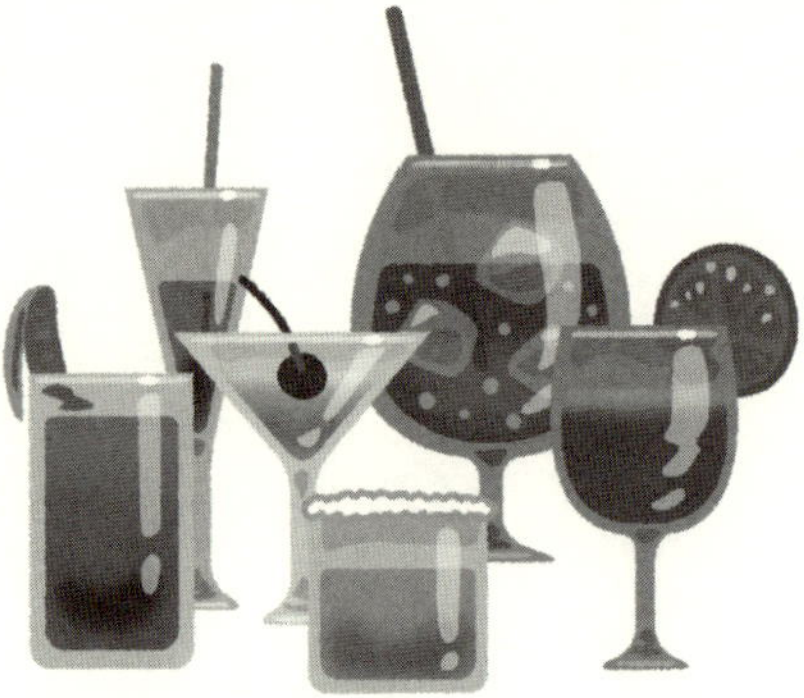

医療を行おうというのが、テーラーメイド医療です。

例えば抗がん剤は、がんのタイプによって有効性や副作用の出方が大きく異なります。患者さんに合わない薬を使えば、効果がないばかりか、重大な副作用で命にかかわることもあるのです。そこで、患者さんごとにがん細胞を詳しく調べて、その人に合う治療法を選ぶ時代になってきています。

腸内フローラについても、テーラーメイド医療を考えるべきかもしれません。

もう少し〝腸内フローラと宿主の関係〞に関する研究が進んで、この人にはこういう細菌が合うとわかってくれれば、細菌バンクを作ればいいと思います。安全に培養した細菌を何種類も

図表14　過敏性腸症候群の国際診断基準（RomeⅢ）

- 腹痛あるいは腹部不快感がある
- ６か月以上前から、また最近３か月のうち１か月に３日以上症状がある
- 以下のうち２項目以上の特徴を示す

①排便によって症状が軽減する

②発症時に排便頻度の変化がある

③発症時に便形状（外観）の変化がある

保存しておいて、Aさんには1番と3番と7番、Bさんには2番と3番と5番のようにブレンドした細菌カクテルを提供するわけです。

細菌バンクの細菌カクテルであれば、口から飲むことにもそれほど抵抗はないと思います。胃酸で分解されないように、大腸まで到達したら溶けるカプセルに細菌カクテルを詰めれば、摂取するのも簡単です。5年後か10年後か、近い将来には、きっと実現できると思います。

過敏性腸症候群は、精神的ストレスが影響する

がんや炎症など、臓器に明らかな損傷や不具合がないのに下痢などの消化器症状を繰り返すのが、過敏性腸症候群です。レントゲンや内視

鏡などの検査でも異常はみられません。過敏性腸症候群は、腹痛や腹部の不快感がある状態が長期間続いていて、排便によって症状が軽減するという特徴があります。また、必ずしも下痢が続くわけではなく、便の形状によって、便秘型、下痢型、混合型、分類不能型に分けられます。

過敏性腸症候群になると、いつトイレに行きたくなるかわかりません。外出時には、常にトイレがある場所を確認しながらになります。お腹が痛くなって、あわててトイレに駆け込んでも、便は少ししか出ません。出すと少し楽になりますが、しばらくするとまたトイレに行きたくなるという繰り返しです。

過敏性腸症候群は精神的ストレスによって起こるといわれていますが、関係はまだよくわかっていません。ただ、ストレスが発症の引き金になったり、症状を長引かせるなど、なんらかの関わりはあるようです。

過敏性腸症候群でも、わずかな炎症がある？

この過敏性腸症候群にも、腸内フローラが関与することがわかってきています。

感染性の急性胃腸炎にかかったあとでは、過敏性腸症候群になることが多いことが知られています。急性胃腸炎で抗生物質を利用して腸内フローラが変化することが、発症の引き金になると考えられます。

過敏性腸症候群では、炎症性腸疾患と異なり明らかな炎症は見られませんが、ごくわずかな炎症があって、それが原因となっている可能性があります。

２０００年にカナダで飲料水に病原菌が混入して、２３００人以上が急性胃腸炎にかかる事件がありました。その患者を追跡すると、２、３年後に36・２％が過敏性腸症候群を発症しました。そこで発症した人と発症しない人との遺伝子の違いを調べると、免疫に関するいくつかの遺伝子の違いが発症に関連するらしいことがわかりました。腸管の免疫系に不具合があり、ごくわずかな炎症が続いているために、過敏性腸症候群の症状が出ているのかもしれません。

培養法の時代から、過敏性腸症候群の人の腸内フローラが健康な人と違いがあることは、研究されていました。ビフィズス菌が減少したり、乳酸菌の一種であるラクトバチルス属が増えることなどが報告されています。

最近の遺伝子解析法による研究でも、腸内フローラの違いが調べられていて、過敏性腸症候群の人にはラクトバチルス属やベイロネラ属が多いという報告があります。ただ、どんな細菌がどう変化するかは論文によって違いがあり、詳しい変化やそのしくみはまだ解明されていません。

プロバイオティクスの活用法を探れ

過敏性腸症候群の治療法として、リファキシミンという抗生物質を利用して腸内フローラの異常増殖を改善しようという試みがあります。臨床研究では、一定の改善効果はあったようです。

ただ、抗生物質を使うと有用な細菌も一律に殺してしまいます。また、抗生物質を使用すれば、耐性菌が生まれてしまいます。

腸内フローラは多様な細菌がバランスのとれた形で繁殖することが重要です。抗生物質で腸内フローラのバランスを整えるのは、無理だろうと思います。むしろ、腸内フローラの異常を改善するためには、プロバイオティクス（身体によい影響を与える生きた微生物）を利用し食生活を改善するか、もしくは、先に提案した細菌バンクを開発するかでしょう。

実際に、過敏性腸症候群の患者にビフィズス菌や乳酸菌を摂取してもらうと症状が軽減されるという臨床研究が、多数報告されています。

プロバイオティクスは一定の効果があることは確かですから、今後は詳しく調べていく必要があるでしょう。

ところで、過敏性腸症候群の患者の約半数には、内臓知覚過敏が見られます。内臓知覚過敏とは、健康な人なら問題にならないような腸管での小さな刺激が、大きな刺激として脳に伝えられ、痛みや不快感を感じてしまう現象です。

プロバイオティクスの一部は、炎症を抑えると共に、内臓知覚過敏を軽減する作用があることがわかってきています。

なお、7章で詳しく紹介しますが、近年、脳と腸の神経が互いに影響し合う、〝脳腸相関〟という現象があることがわかってきました。腸で起こる内臓知覚過敏は、精神的ストレスによる脳の機能変化と関わりがあるのかもしれません。

5章
がんと腸内フローラ

胃がんの原因は、細菌だった

がんは、身体の中で遺伝子が変異して、細胞増殖を制御できなくなって起こる病気です。実は遺伝子変異は案外起こりやすく、私たちの身体の中では毎日のようにがん細胞ができています。しかし、そのほとんどは免疫機能によって排除されてしまうので、私たちは、それほどがんにならずに済んでいます。

化学物質の中には、発がん性を示すものがあります。ある種のウイルスや細菌感染による慢性的な炎症も、がんを起こします。

胃がんについては、過去に多くの研究者が化学物質が原因だろうと考えて研究しましたが、いっこうに成果が出ませんでした。ところが1980年代にオーストラリアの医師マーシャルが、ピロリ菌が胃炎の原因になっていることを解き明かしました。マーシャルが胃から分離したピロリ菌を自ら飲み込んだら、胃炎になったのです。これがきっかけで研究が一気に進み、やがてピロリ菌の感染により胃がんが発生することがわかりました。この研究成果で、マーシャルは2005年にノーベル生理学・医学賞を受賞したのです。

胃に比べて大腸には膨大な腸内フローラがいますから、大腸がんと腸内フローラが関係がありそうだということは、容易に想像できます。胃がんのように、細菌が起こす炎症が大腸がんに関係するかもしれません。実際、炎症性腸疾患などで大腸の炎症が続くと、その後がんになりやすいことがわかっています。また、腸内フローラは食べ物を代謝して、さまざまな化学物質を作り出します。中には有毒で、発がん性のある物質を作る菌がいてもおかしくありません。

私たちのグループは、いち早く腸内フローラの研究を進めていたため、1980年代には大腸がんの成因についてずいぶん研究しました。

大腸がんの原因となる菌は、はっきりとはわかっていない

大腸がんと腸内細菌の関係を調べるために、まず、大腸がんが多い地域と少ない地域で、住民の腸内フローラの違いを調べました。また、大腸がん患者と健常者との違いも調べたのです。私たち以外のグループでも多くの研究がなされ、さまざまな違いが発見されましたが、全容を解明するところまではいっていません。

私たちの研究では、大腸がん患者の腸内フローラでは、ある種のビフィズス菌が減っていることがわかりました。ただ、なぜビフィズス菌が減るのかはわかっていません。大腸がんが発生するかどうかは、食習慣などが大きく影響します。ある細菌が大腸がんの患者で増えていたとして、それは大腸がんのきっかけになったのか、大腸がんになりやすい環境を整えたのか、それとも大腸がんになった結果その細菌が増えたのかは、よくわからないわけです。

胃がんとピロリ菌の関係は証明できましたが、大腸がんでは、そこまではっきりした関係の細菌は見つけられませんでした。おそらく大腸がんの場合は1種類ではなく、いくつもの細菌が複合的に影響し合ってがん化が起こるのでしょう。

11章でご説明しますが、遺伝子解析法で腸内フローラを解析するようになって、腸内細菌のうちまだ3割しか把握できていないことがわかったのです。7割は未知の菌なのですから、培養法の時代に明確な答えを出せなかったのは、ある意味当然でした。

遺伝子解析法で腸内フローラを調べられるようになり、大腸がんと腸内フローラに関する報告も増えています。ただ、遺伝子解析によって細菌の増減を調べただけでは、大腸がんとの確実な関係はわかりません。たとえ、培養が難しくても、果敢に細菌分離法を工夫し、その系統分類学的研究に勇猛に取り組むことが大切と確信しています。

大腸がんの原因は、食習慣の影響が大きい

大腸がんのなりやすさは、食習慣の影響が大きいのが特徴です。

世界がん研究基金と米国がん研究所による2007年の「ザ・レポート」におけるリスク評価では、大腸がん発症リスクを確実に下げる要因は運動（結腸がん）で、上げる要因は肥満、内臓脂肪、高身長、赤身肉・加工肉、アルコールの多飲（男性）とされています。

昔の日本人は胃がんが多く、大腸がんはわずかでした。ところが最近では大腸がんがどんどん増えて、女性ではがんによる死因の1位、男性では3位になっています。これは、食習慣が変って欧米型になったからでしょう。なお、男性の1位は現在肺がんですが、若い世代の喫煙率が減っていますから、今後は肺がんは減って大腸がんがますます増えていくに違いありません。

ハワイに住む日系人について、大腸がんの罹患率を調べた研究があります。それによると、日系一世はまだ胃がんが多いのに、三世になると大腸がんが多く、アメリカの白人と

ほぼ同じになっていました。一世は日本的な食習慣だったのが、三世はアメリカ人と同じような食習慣になったからでしょう。動物性脂肪の摂取量が多ければ多いほど、大腸がんの死亡率が高いということは、明らかな事実です。

実はアメリカでも１９２０年以前は、大腸がんよりも胃がんが多かったのです。当時のアメリカ人は干し肉や塩蔵肉などの消費が高く、当然、塩を摂りすぎていました。それが胃がんを起こす要因のひとつになっていました。ところが１９２０年以降、第１次世界大戦の特需景気で豊かになり、冷蔵庫などの普及に伴い肉類の保存が可能となって、アメリカ人の肉類消費がぐーんと増加するのです。さらに、自動車が普及して運動不足になりました。すると大腸がんがどんどん増えてきたのです。

現代のアメリカ人は、だいたい年間１２５キログラムの肉を食べています。大量の肉を食べたために動物性脂肪の摂取量が増えて、大腸がんが増えたのです。

日本人は、１９５０年代には年間たった3～5キログラムの肉類しか食べていませんでした。ところがいまは50キログラムも食べています。アメリカ人に比べるとかなり少なめですが、それでも60年間で10倍から15倍強になっています。大腸がんが増えるのも当然でしょう。

図表15　部位別がんの死亡数の推移(男性)

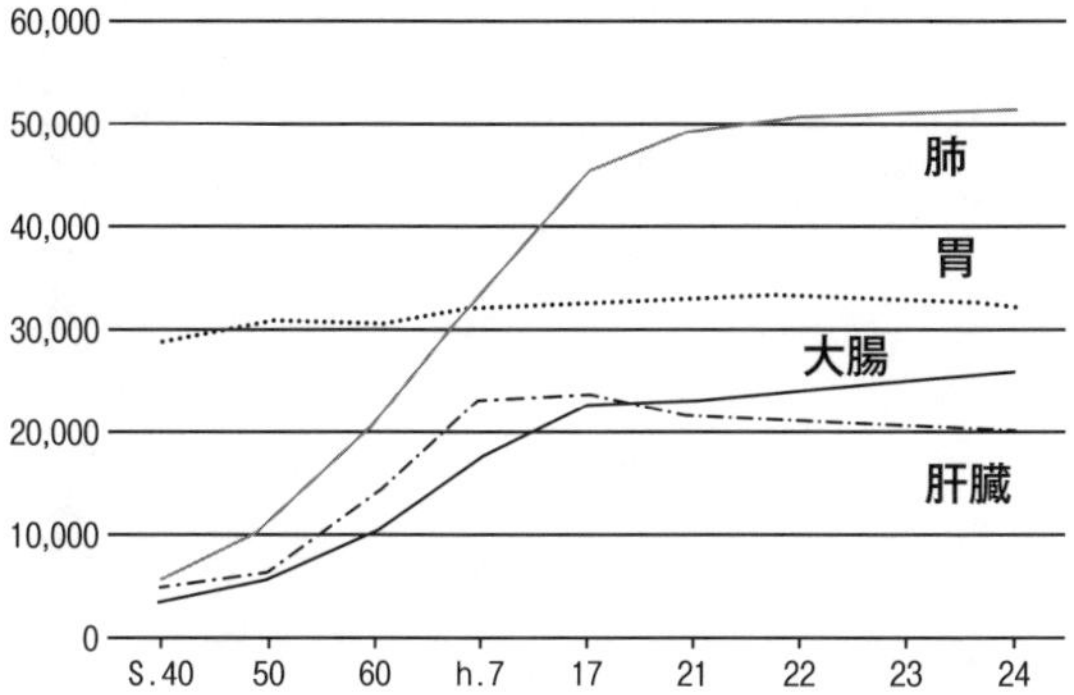

図表16　部位別がんの死亡数の推移(女性)

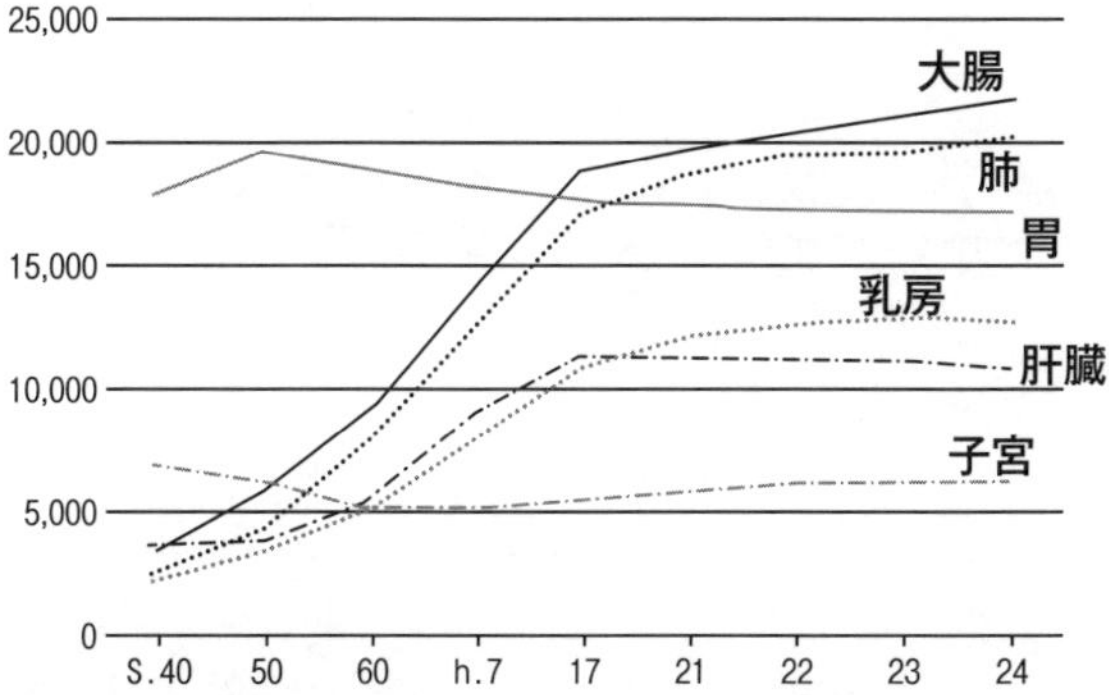

出典：「厚生労働省平成24年人口動態統計確定数」（悪性新生物の主な部位別にみた死亡数の推移）

肉は、ほどほどに食べるのがお勧め

ところで、2015年10月に世界保健機関（WHO）の研究機関が「加工肉や赤身肉ががんの原因になる」と発表して、大きなニュースになりました。世界中で加工肉業者などが反発して、「でたらめを言うな」と抗議が殺到しました。でも、残念ながら、これはでたらめではありません。加工肉や赤身肉の大量摂取でがんが増えることは、かなり以前から、科学的にほぼ確かな事実です。

一方で、加工肉や赤身肉をまったく食べてはいけないのかというと、そんなことはありません。一般的な日本人が食べるくらいの量では、特に問題はありません。

肉は良質なたんぱく源で、ビタミンB群、鉄分、亜鉛などの重要な栄養素が多く含まれています。最近の高齢者は、粗食を心がけるあまり、たんぱく質や鉄分が不足して、貧血になったり、筋力が減ったりして健康を損なう人が増えています。適度に肉を食べることは、むしろ推奨できます。

私も、肉は大好きですから、50代で食習慣を見直したあとでも、毎日のように肉をおいしくいただいています。ただ、むちゃ食いをしていた頃に比べると、量はかなり減りました。重要なのは、肉ばかり大量に食べすぎないことと、野菜やヨーグルトもあわせてしっかりと食べることです。

肉食で大腸がんが増える理由

動物性脂肪をたくさん食べると、なぜ大腸がんになりやすいのでしょうか。まだ完全にはわかっていませんが、次のような原因が考えられます。

まず、腸内フローラが作り出す発がん物質や発がん促進物質です。

胆汁は肝臓で作られ、いったん胆のうにたくわえられます。動物性脂肪を食べれば、それを消化するために胆汁がたくさん十二指腸に分泌されます。胆汁に含まれる胆汁酸は、動物性脂肪を脂肪酸とグリセリンに分解します。それらはエネルギーとして肝臓にたくわえられ、使用されます。

十二指腸に分泌された胆汁酸は、脂肪を分解したあと、回腸末端（小腸の一部で、大腸へと続く部分）で吸収されて肝臓に戻ります。これを腸肝循環と呼んでいます。ところが

図表17　腸肝循環のしくみ

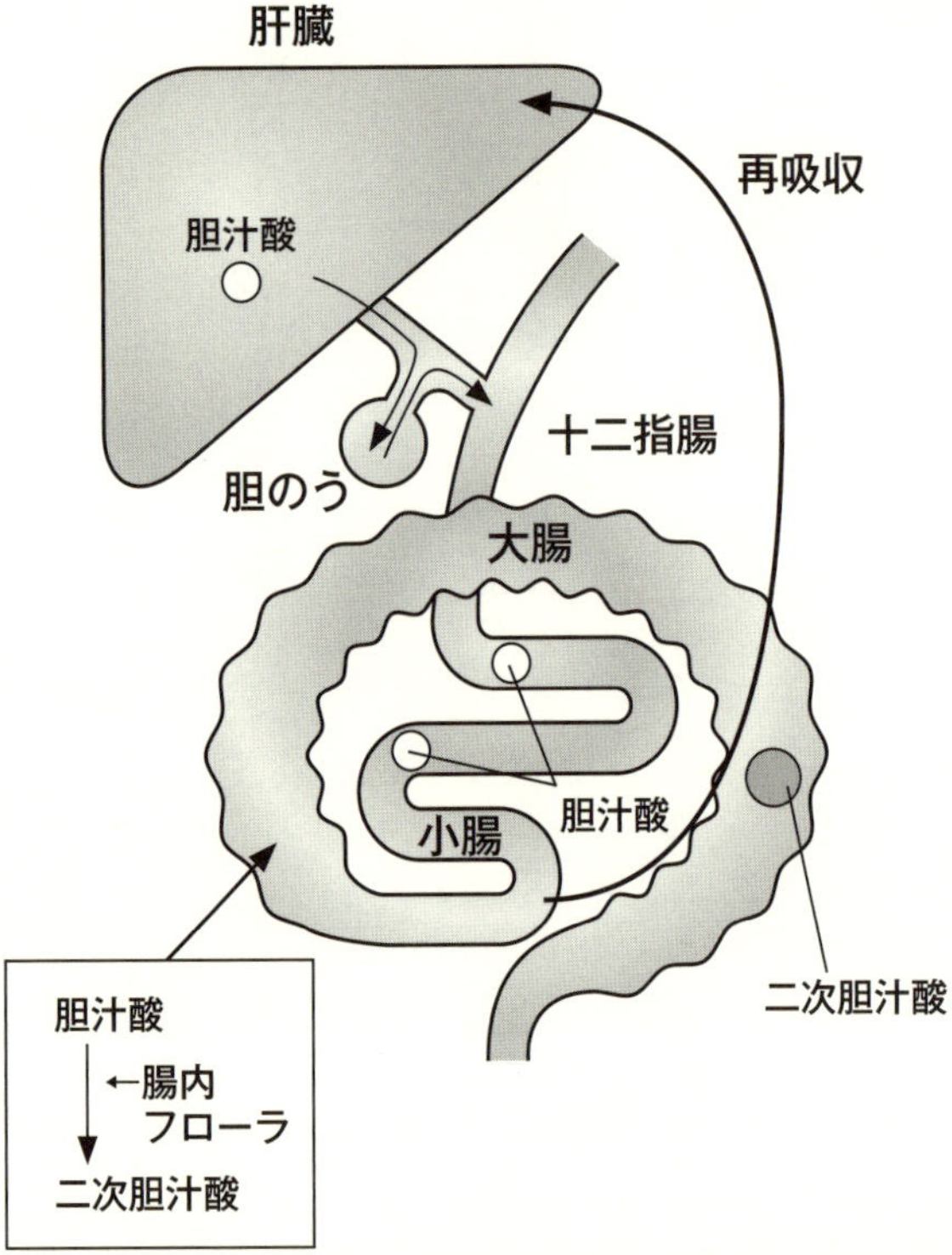

肝臓で作られた胆汁酸は、腸肝循環で小腸から吸収されて、肝臓へ戻る。大腸まで出ていくと、腸内フローラに代謝され二次胆汁酸となって、大腸発がんを促進する。

肉をたくさん食べて胆汁が多く出ると、小腸での吸収が間に合わず、胆汁酸が大腸までやってきます。

大腸には大量の腸内フローラがいて、漏れ出てきた胆汁酸を代謝して、二次胆汁酸に変化させます。胆汁酸を2次胆汁酸に変える細菌には、知られているだけでも、レプトム菌、ゾルデリー菌、バイフェルメンタンス菌、シンデンス菌、ヒラノーニス菌、ハイレモンアーエ菌という6菌種がいます。ちなみに、最後の2菌種は、私たちが発見して正式に命名提案したものです。この6菌種はすべてクロストリジウム属で、悪玉菌の一種です。

二次胆汁酸の中には、デオキシコール酸やリトコール酸という物質があり、これらは発がんを促進することが知られています。

さらに、肉ばかりで食物繊維が少ない食事をしていると、便秘になりがちです。便秘になると有害物質が長い時間腸内にとどまるため、腸粘膜は有害物質に長時間さらされることになります。

このようにさまざまな要因が組み合わさって、肉食が大腸がんにつながっていきます。

腸内フローラが、大腸以外でもがんを引き起こす

腸内フローラによって産み出された物質は、大腸粘膜から吸収され、肝臓を経て全身に運ばれます。ですから、有害物質が吸収されると、全身の臓器に影響が及びます。二次胆汁酸は、肝臓がんや乳がんの原因にもなります。

1980〜90年代には、腸内細菌とがんの関係を動物実験で確かめる実験も行われました。例えば、クロストリジウム・パラプチュリフィーカム菌などを投与した無菌動物に肝腫瘍や肝臓がんが多発することが明らかにされてきました。さらに、また、それを抑制する細菌と促進する細菌がいることも解明されてきたのです。

腸粘膜は、腸管上皮細胞、粘液層、抗菌物質、免疫細胞など何重ものバリアで守られています。腸内フローラのバランスが崩れて、このバリアが弱まると、病原微生物が侵入したり、有害物質にさらされたりして、がんが起こりやすくなると考えられます。逆に少々有害物質が作られても、腸内フローラの状態がよければ、しっかりとバリアに守られて、それほど害は及びません。

腸内フローラが、がんを予防する

腸内フローラが、さまざまな形でがんを予防するという報告もあります。

エストロゲンという女性ホルモンが、乳がんリスクを高めることがわかっています。腸内細菌は、大豆に含まれるイソフラボンというエストロゲンに似た物質から、エクオールという物質を作り出します。このエクオールが、乳がんや前立腺がんを予防することがわかってきています。

それから、フェイカリバクテリウムに代表される腸内細菌は酪酸という短鎖脂肪酸を産生します。この酪酸は、大腸粘膜細胞の新旧交代を活発にします。古い細胞が死んで、どんどん新しい細胞に置き換わるので、がんが起こりにくくなります。

日常的にできるがん細胞を免疫機能が排除していることは、すでに紹介しました。ということは、免疫機能が衰えれば、当然発がんしやすくなります。腸内フローラは、免疫機能の調整に大きく関わっています。腸内フローラのバランスが崩れると、免疫機能の働きが弱まって、がんになりやすくなると考えられます。逆に、がんになりにくくするためには、腸内フローラの状態を正常に保ち、免疫機能がしっかり働くようにしておくべきでしょう。

また、腸内フローラはがんの治療にも関わってきます。多くの薬は腸粘膜から吸収されるため、腸内フローラの変化は薬の効き方にも影響を与えます。抗がん剤の効果が、腸内フローラの状況に影響される可能性が指摘されています。

1908年にロシアの微生物学者メチニコフは、ヨーグルトなどの発酵乳製品が大腸がんを予防する可能性があると主張しました。その後、さまざまな研究が行われ、乳酸菌やビフィズス菌には大腸がんを抑制する効果があることが解明されてきました。

がんを予防するには、腸内フローラをよい状態にしておく必要がありそうです。

6章

腸内フローラと肥満

腸内フローラが肥満に影響する

昔から、人間を含めてすべての動物は、いかに食べ物を得てエネルギー源を確保するかに苦労してきました。ところが、いまや先進国では、多くの人がエネルギーのとりすぎによる肥満や、糖尿病などの代謝異常疾患で苦しんでいます。

これまで太りすぎを解消するには、カロリー制限で摂取エネルギーを減らすか、運動で消費エネルギーを増やすしかないと考えられてきました。でも、それが簡単にコントロールできるのなら、そもそも肥満にはなりません。メタボリックシンドローム、いわゆるメタボ体型と診断されて一念発起したものの、どちらも続けられずに悩んでいる方は多いでしょう。

ところが現在、肥満に関わる要因が、運動と食事の他にもうひとつあることが明らかになってきました。それは、腸内フローラです。

私たちが口から食べたものは、だ液、胃液、胆汁などで消化されて、主に小腸で吸収されます。大腸の腸内フローラは、小腸までに消化されなかった食べ物のかすを分解して、酪酸、プロピオン酸、酢酸といった短鎖脂肪酸を作り出します。

腸内フローラが作り出した短鎖脂肪酸の多くは大腸で吸収されて、エネルギー源として利用されます。また、「短鎖脂肪酸がたくさんあるぞ」という情報が、エネルギー消費を増やしたり脂肪の分解を進めたりして、肥満にならないように調節しているらしいのです。

腸内フローラの細菌構成は、食事の内容で変ります。食事内容と腸内フローラの構成で、腸内フローラが作り出す代謝産物は変ります。つまり肥満にならないようにするには、食事に含まれるエネルギーの量だけではなく、腸内フローラを良好に保つための食事の質が重要だということです。また、将来的には、4章で提案した細菌カクテルで腸内フローラをコントロールすれば、苦労してカロリー制限や運動をしなくても、肥満を抑えることができるかもしれません。

腸内フローラがいなければ、高エネルギー食でも太らない

2005年に米国ワシントン大学のジェフリー・ゴードン博士のグループは、画期的な論文を米国科学アカデミー紀要に発表しました。

ゴードン博士らは、無菌マウスと通常マウスに同じように高エネルギー食を与える実験を行いました。すると、通常マウスは肥満したのに、無菌マウスは肥満しませんでした。無菌マウスには細菌は存在しません。つまり、高エネルギー食を食べても、腸内細菌がいなければ肥満しないということです。

これに続いて、2006年には有名科学雑誌の「ネイチャー」に、腸内フローラと肥満に関する研究が発表されました。それによれば、肥満した人と正常体重の人の腸内フローラには、明らかな違いがありました。彼らは、腸内フローラの細菌のうちバクテロイデーテス類とファーミキューテス類に着目し、その比率を調べました。すると、肥満した人では正常体重の人に比べ、バクテロイデーテス類の細菌が少なく、ファーミキューテス類の細菌が多いという結果が出ました。そして興味深いことに、肥満した人が食餌療法で減量すると腸内フローラの違いは見られなくなりました。

さらに動物実験で、遺伝的に肥満症のマウスの腸内フローラを無菌マウスに与えて肥満症腸内フローラマウスを作りました。すると肥満症腸内フローラマウスは体脂肪が47％も増えたのに、通常腸内フローラマウスは27％しか増加しませんでした。

肥満のしくみの解明は、まだこれから

2013年には、「ネイチャー」と並ぶ科学雑誌「サイエンス」に、人間の腸内フローラをマウスに移植する実験について報告されました。太っている人とやせている人から大便をもらって無菌マウスに移植すると、太っている人から移植したマウスは、やせている人から移植したマウスに比べて、体脂肪の量が多くなったのです。

肥満型マウスには、普通は消化が難しい多糖類を分解して消化する細菌が発見されています。肥満型マウスの腸内容物に残ったカロリーは、やせたマウスのものよりも少なく、同じ食事を摂っていても、肥満型マウスのほうがカロリーを多く摂取していると報告しています。ゴードン博士らはこれらの結果から、「ファーミキューテス類は肥満を促進し、バクテロイデーテス類は抑制している。そのバランスによって、肥満あるいはやせが促進される」と主張しています。

ここまで証拠があがってくると、腸内細菌のバランスが肥満と関係あることは、ほぼ確実と言えるでしょう。日本肥満学会も、最近、肥満を考える上では、カロリー抑制と運動

図表18　太っている人から腸内フローラを移植したマウスは太る

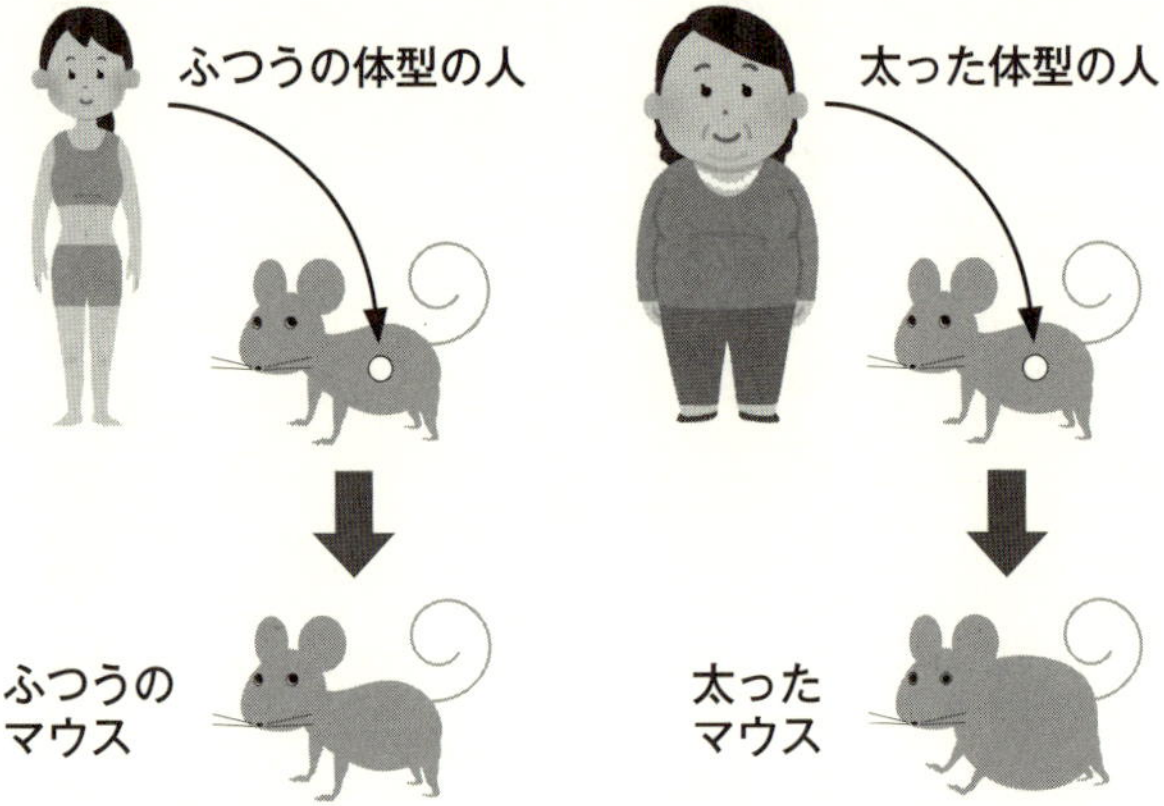

不足のほかに腸内フローラが重要だと認めるようになりました。

腸内フローラは、多様な細菌が複雑に影響し合っていますから、だいたいの傾向を調べただけでは、実際にはどのような状態なのかわからないし、肥満解消に役立つ細菌カクテルを調合するのは難しいでしょう。腸内フローラには培養困難な細菌が7割近くあるわけですから、それを培養してどんな細菌なのか調べないままでは、「この細菌が関係あります」と断定できません。肥満と腸内フローラについて詳しいしくみが解明されるのは、まだこれからの話です。もし、肥満に関係する細菌とそのしくみをきちんと解明できたら、ノーベル生理学・医学賞がもらえるかもしれません。

短鎖脂肪酸が、肥満防止スイッチを押す

腸内フローラが肥満とどう関わっているのか、全容の解明はまだこれからですが、腸内細菌が作る短鎖脂肪酸など有用性の高い酸とその受容体が重要な役割を果たすことがわかってきました。

腸内フローラは、人間の消化酵素では分解しきれなかった炭水化物から、酢酸、酪酸、プロピオン酸といった短鎖脂肪酸を作ります。受容体とは、細胞の表面で特定の物質だけと結合する部分です。受容体に物質が結合すると、何らかのスイッチが入って細胞の働きが活性化したり、抑制されたり、情報伝達物質を放出したりします。

動物の細胞の表面には、短鎖脂肪酸が結合する受容体（スイッチ）が何種類かあって、エネルギーの生産や消費に関わっていると考えられます。その中でも、ＧＰＲ41とＧＰＲ43という2つの受容体と肥満の関係については、東京農工大学大学院の木村郁夫博士が大きな研究成果をあげています。

ＧＰＲ41は腸管にたくさんあって、このスイッチが押されると、食欲を抑制する消化管

ホルモンが分泌されます。また、交感神経が活発になって、エネルギー消費が増大します。交感神経は自律神経の一種で、活発になると心拍数が上がり、血管が収縮して血液が筋肉に流れ込み、激しい運動をしやすい状態になります。そのため、じっとしているだけでもエネルギーをたくさん消費するわけです。

短鎖脂肪酸が、脂肪の溜め込みを防ぐ

肥満と関係するもうひとつのスイッチは、GPR43です。こちらは、糖尿病に関わるスイッチと考えられます。腸管のGPR43に短鎖脂肪酸が結合すると、消化管ホルモンが分泌されて、すい臓からインスリンが分泌されます。

インスリンには血糖値を下げる働きがあることは、多くの人がご存じでしょう。糖尿病になると、インスリンが効きにくくなったり、インスリンが出にくくなったりして、血糖値が下がらなくなります。そこで、糖尿病が重症になると、インスリン注射が必要になってきます。GPR43がないマウスに高脂肪食を食べさせると、体重が増えてインスリンが効きにくくなり、糖尿病のような状態になります。腸内フローラが作り出す短鎖脂肪酸が

GPR43のスイッチを押すことで、肥満や糖尿病を防いでいると考えられます。

「メタボと言われたので、体重を落とさなきゃ」と、極端に食事を減らしたりしていないでしょうか。しかも、好きな肉は減らせないからと野菜を減らしていたとしたら、最悪です。腸内フローラは、主に食物繊維から短鎖脂肪酸を作ります。野菜嫌いで食物繊維をあまり食べなければ、腸内フローラがいても短鎖脂肪酸を作れません。すると肥満防止スイッチが押されなくなって、エネルギー消費が落ち、脂肪が貯蔵され、どんどん太りやすくなってしまうのです。肥満を防ぐためには、しっかりと食べるものは食べ、腸内フローラに短鎖脂肪酸を作ってもらわなければなりません。

糖尿病も腸内フローラが関係する？

糖尿病は、インスリンがうまく働かなくて血糖値が下がりにくくなる病気です。インスリンが作られなくなる1型糖尿病と、インスリンの効き目が悪くなる2型糖尿病があって、2型糖尿病のほうは、運動不足、過食、ストレスなどが原因で起こる生活習慣病です。

スウェーデンのヨーテボリ大学のチームは、2013年に糖尿病患者と腸内フローラに関する研究を報告しました。ヨーロッパの平均年齢70歳の女性で糖尿病患者、糖尿病予備群、健常者ら合わせて145人について腸内フローラを調べたところ、2型糖尿病患者の腸内フローラには、酪酸を産生する細菌が少なくなっていました。酪酸は短鎖脂肪酸の一種で、肥満防止スイッチを押してくれる物質です。

糖尿病と腸内フローラの関係を調べる研究は、ほかにも多数報告されています。ただ、いまのところは糖尿病患者の腸内フローラを遺伝子解析法で調べるとこういう細菌が増えた、または減ったといった内容の論文が多く、どの細菌のどういう代謝産物がどの受容体（スイッチ）に関係したというところまでは、あまりわかっていません。

厚生労働省の「2012年国民健康・栄養調査結果」によると、糖尿病と糖尿病予備群を合わせると2050万人にもなります。国民の6人に1人が糖尿病または糖尿病予備群ということで、もはや国民病と言えるでしょう。

糖尿病は、放置すると血管がぼろぼろになって、神経障害、腎臓障害、網膜症などの合併症や、動脈硬化による脳卒中、心筋梗塞、足の壊疽などが起こる怖い病気です。将来、腸内フローラとの関係がもっと明らかになり、予防や治療に結びつくようになればと思います。

7章

腸が脳をコントロールする

腸は「第2の脳」ではなく、「第1の脳」

腸には、多数の神経細胞が存在します。腸の神経細胞の数は大脳の次に多く、ほかの神経細胞を全部合わせたよりもたくさんです。腸管の周りを神経細胞がびっしりと取り囲んでいて、神経細胞のネットワークを作っています。

腸神経系は、腸内を通る物質の情報をキャッチして腸全体や他の臓器に伝達し、病原微生物をやっつけたり、食事量に合わせて代謝をコントロールしていると考えられます。そのため、「腸は第2の脳」ともいわれています。

でも、私は腸の方こそ第1の脳だろうと思います。

動物の発生段階では、腸が最初にできます。受精卵は分裂を繰り返して、まず胞胚という中空のボールのような形になります。その表面の一部がくぼんでいって、消化管の原型ができるのです。母体から栄養を吸収するために必要な腸が真っ先にできるわけです。

それに、脳がない動物はいますが、腸がない動物はいません。腔腸動物というクラゲやイソギンチャクの仲間は、腸はあるのに脳がありません。進化の過程で腸がまずでき、腸

図表19　受精卵が分裂して個体になっていくときに、まず腸ができる

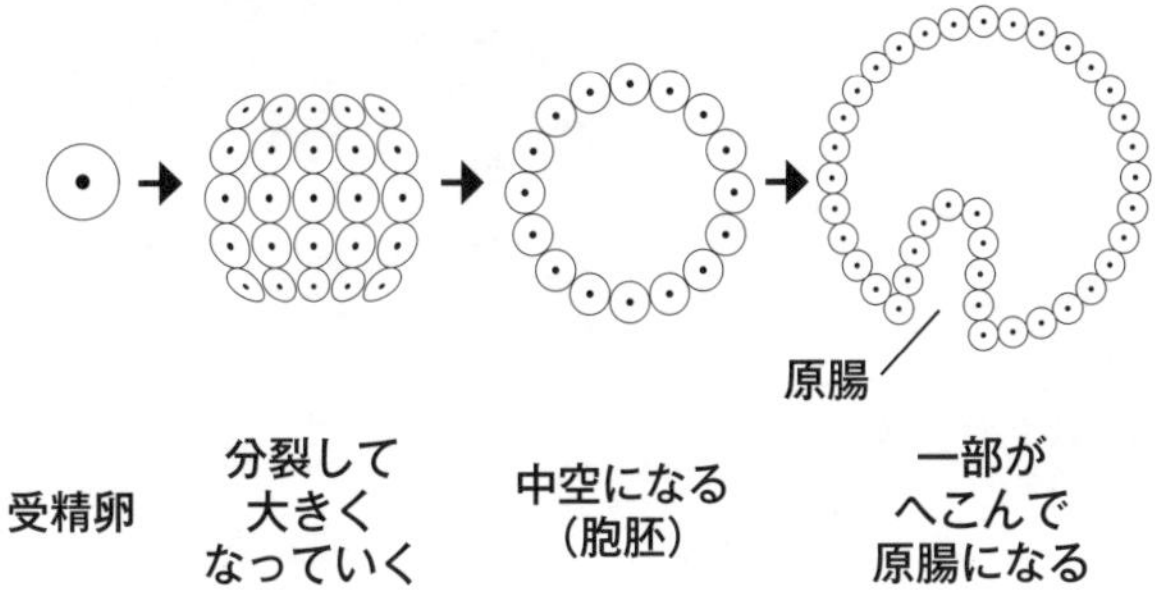

の神経細胞がまとまって独立したものが脳になったと考えられています。

21世紀になって、腸と脳が情報を交換して互いに影響し合っていることがわかってきました。いままで脳と腸は別々に働いていると思われていたのが、情報伝達をして影響し合っていることがわかってきたのです。この脳と腸のつながりは〝脳腸相関〟と呼ばれて一種のブームになっています。しかし、私は〝腸脳相関〟と呼ぶべきだと思います。なんといっても、脳よりも腸が先なのです。

腸が脳へと情報を送っている

精神的なストレスで下痢をするように、脳の影響で腸の具合が悪くなるという話は理解しやすいでしょう。もちろんそれもあります。しかし、実際には腸の具合によって脳の具合が変ることもあるのです。

そうなると、腸を上手にコントロールすることが、心の健康にもつながってきます。

脳と腸は、どうやって連絡を取り合っているのでしょうか。

細胞の表面には受容体という部分があって、特定の化学物質と結合することでスイッチが入ります。さまざまな情報伝達物質が、それぞれの受容体に結合してスイッチを入れると、細胞が活性化されたり抑制されたりします。例えば脳であれば、ドーパミンやセロトニンという神経伝達物質が、ドーパミン受容体やセロトニン受容体に結合して、情報が伝達されます。

ドーパミンが増えると、快感を感じ、やる気が出て、活発になります。セロトニンが増えると、心が安定して集中力が高まります。セロトニンは幸福感を高めることから、幸福ホルモンとも呼ばれています。

脳と腸は、このような化学物質で連絡を取り合っています。腸内フローラが作り出した化学物質が血液を介して脳まで移動して、脳の受容体のスイッチを押すと、脳がやる気を出したり、幸福を感じたりします。

腸管神経が、直接脳に信号を送るルートもあります。腸管神経は、自律神経で脳とつながっています。腸内フローラが作り出した物質が、直接腸の神経細胞に働くことで、脳に情報を伝達します。こうやって、腸から脳へと情報が送られているのです。

現在、うつ病や認知症では向精神薬がよく処方されています。しかし、向精神薬は副作用で便秘を起こすものが多いことが気がかりです。便秘で腸内環境が悪化すると、かえって脳に悪影響を及ぼす可能性があるからです。よかれと思って飲んだ薬のせいで、腸内フローラの状態が悪くなれば、それが脳内の化学物質のバランスを崩して、うつ病が悪化するということが、あり得ます。腸内環境を悪化させないように、向精神薬は慎重に処方されるべきだと思います。

腸内フローラが変ると、脳内代謝物が変る

腸内フローラと脳の関係を調べるために、私たちは、腸内細菌のいるマウスと腸内細菌がいない無菌マウスを使って、腸内と脳内の代謝物質を網羅的に解析する実験をしました。

代謝物質というのは比較的小さな化学物質で、神経伝達物質として働いたり、神経伝達物

質や神経細胞の材料になったりするものです。どんな代謝物質が増えたか減ったかで、脳の働きの変化がわかります。

まず、同じ親から生まれた無菌マウスの子どもを、できるだけ均等になるように2つのグループに分けます。一方のグループには腸内フローラ（通常マウスの糞）を移植して通常マウスに、もう一方は無菌状態で飼育して無菌マウスとします。この2つのグループを同じ条件で7週間飼育した後、腸内と大脳内の代謝物質を調べました。

大脳内には196の物質が検出され、そのうちの38に、通常マウスと無菌マウスで違いが出ました。同じ親から生まれて、同じように育てられたにもかかわらず、腸内フローラのいない無菌マウスでは、脳の代謝機能が変ってしまったのです。

ドーパミン、セリン、N－アセチルアスパラギン酸といった物質は、無菌マウスで通常マウスよりも多く検出されました。特にドーパミンは、通常マウスよりも2倍も多く検出されました。

ドーパミンは重要な神経伝達物質で、不足するとパーキンソン病が、逆に増えすぎると統合失調症が起こると考えられています。

セリンとN－アセチルアスパラギン酸も重要な物質です。セリンは神経細胞の細胞膜の成分のひとつで、学習に関係すると考えられています。また、N－アセチルアスパラギン酸は、脳で神経系の保全や機能に関わると考えられています。

無菌動物では検出されない脳内神経伝達物質も

逆に芳香族アミノ酸、ピペコリン酸、N－アセチルノイラミン酸、GABAといった化学物質は、無菌マウスで少なくなっていました。

芳香族アミノ酸のひとつフェニールアラニンは、ドーパミンを作る材料となる物質です。ピペコリン酸は神経伝達物質の一種で、ある種のてんかんに関係があることがわかっています。N－アセチルノイラミン酸は、乳児の脳の発達に関係する物質です。

GABAは、脳内神経伝達物質のひとつで、不安を鎮める役割があります。GABAは通常動物では検出されるのに、無菌動物ではほとんど検出されませんでした。

脳内代謝物質については、アイルランドのコーク・カレッジのグループも研究をしています。彼らは、ビフィズス菌の一種インファンテス菌を投与したマウスでは、トリプトファンが増加したと報告しています。また、別の研究では、無菌マウスは成長後に脳のセロトニン濃度が低くなったと報告されています。

これらの物質の増減が、どのようなしくみで脳の代謝機能に影響を与えているのかは、これから詳しく調べる必要があるでしょう。ただ、腸内フローラの存在が脳の代謝機能を変化させていることは確かです。つまり、腸内フローラが脳の働きに影響を与えているわけです。

腸内フローラが変ると、自閉症が改善される

自閉症は、人との意思疎通がうまくできない、社会生活が難しい、何かに強いこだわりを持つなどの特徴がある発達障害です。先天性の脳機能障害だといわれていますが、なぜこのような障害が起こるのかは、まだはっきりとは解明されていません。

自閉症の子どもを持つ親の間では、もともとバンコマイシンという抗生物質を投与すると自閉症の症状が大きく改善されるということが経験的に語られていましたが、きちんと研究されてきませんでした。これは抗生物質が腸内フローラを変化させて起こると考えられます。そこで、ここ数年、腸内フローラと自閉症との関連が注目されるようになり、さ

まざまな研究が行われてきています。

２０１３年にはアメリカのカリフォルニア工科大学のシャオ博士が、マウスを使った実験について報告しています。自閉症のような症状を示すマウスを作り出すと、腸管バリアがうまく働いていないことがわかりました。さらに、自閉症のような症状を示すマウスの血液を調べると、４ＥＰＳという物質が多く含まれていました。４ＥＰＳは、自閉症患者に多く見られることがわかっています。そして、健康なマウスに４ＥＰＳを注射すると、不安行動が増加しました。

このマウスに、バクテロイデス・フラジリス菌という腸内細菌を与えたところ、５週間後には腸管バリアが修復され、血中の４ＥＰＳが減少しました。そして、他のマウスと積極的にコミュニケーションをとるなど、自閉症のような症状は改善されました。この研究からは、腸内フローラの不調が自閉症の症状に影響していると考えられます。

腸内フローラとストレス耐性

動物はストレスがかかると、交感神経が活発に働きます。ストレスを生命の危機ととらえて、戦闘モードに入ろうとするわけです。しかし、ストレスに対する反応がずっと続くと、疲れて病気になってしまいます。ある程度のところでストレスを無視して戦闘モードを解くこと、つまりストレスに強くなることは、生き延びるためには重要です。

ストレスにどのように反応するかは、遺伝的な要因のほかに、発達段階での環境要因も関わってきます。例えばマウスによる実験で、子どものときに母親とスキンシップが多かったマウスは、成長後にストレスに強くなることがわかっています。

九州大学の須藤信行博士のグループは、さまざまな腸内フローラを移植して育てたマウスと無菌状態でずっと育てたマウスについて、ストレスがかかったときの反応を調べました。すると、無菌マウスは通常マウスに比べて、ストレスに過敏に反応することがわかりました。また、バクテロイデス・ブルガタス菌だけを移植したマウスでは無菌マウスとほぼ同じ反応だったものの、ビフィドバクテリウム・インファンティス菌というビフィズス菌だけを移植した場合には、通常マウスとほぼ同じ反応を示しました。

　これらの結果から、成長期の腸内フローラの細菌構成によって成長後のストレス反応が違うこと、腸内フローラは脳内の神経成長因子や神経伝達物質に影響することがわかります。子どものときの腸内フローラ環境が、大人になってからのストレス反応に影響するというのです。

　ウェールズのスウォンジー大学のベントン博士らは、132人の健常者を対象に、乳酸菌の一種のラクトバチルス・カゼイ菌のシロタ株を含む乳製品が、気分と認知機能に及ぼす効果を調べました。

　全体では、乳製品を摂ったグループとプラセボ（偽薬）のグループで統計的に意味のある差は見られませんでした。しかし、抑うつ状態を高く示すグループにしぼって統計処理を行うと、乳製品を摂ったグループでは、抑うつ気分が改善していることがわかりました。つまり、全体として気分を高揚させることはないものの、抑うつ状態にある人を正常に戻す働きがあると考えられます。

　人を対象にした研究で、乳酸菌などのプロバイオティクスで抑うつ気分が改善したり、脳の活動が変化したという報告は、ほかにもいくつも発表されています。

このように、腸内フローラの異常が、脳神経疾患に関係あることがわかってきています。神経系の疾患では、下痢や便秘が見られることが多く、これまではストレスや自律神経への影響だと考えられてきました。しかし、実際には腸内フローラのバランスが崩れたために、脳がうまく働かなくなったのだとも考えられます。

腸と脳の関係についてもっと研究が進めば、うつ病や自閉症の治療にプロバイオティクスや細菌カクテルが使われるようになるかもしれません。

8章

腸内フローラを守るには

善玉菌が多いのは、バナナウンチ

腸内フローラと健康についてわかってくると、おそらく「自分の腸内フローラはどうなんだろう」と心配になったのではないでしょうか。腸内フローラの状態を詳しく知るには、10章で紹介する腸内フローラの解析サービス（157ページ）を使う方法もありますが、実はお金をかけずに手軽にチェックする方法があります。

それは、毎日の大便――ウンチを観察することです。

健康な人のウンチの8割は水で、残りの2割は消化しきれなかった食べ物の残りかすとはがれ落ちた腸の粘膜、それに腸内フローラです。ウンチの状態は、腸内フローラの状態を正確に反映します。つまりウンチの観察は、すなわち腸内フローラの観察なのです。

腸内フローラに善玉菌が多く良好な状態のウンチを、私はバナナウンチと呼んでいます。バナナウンチの条件を挙げてみましょう。

①毎日出ること

お医者さんは「3日に1回出れば便秘ではない」と言うそうですが、それは「まだ病気とまでは言えない」ということでしかないと思います。きちんと食事をして腸内フローラが良好であれば、1日1、2回は出るのが当然です。ぜひ毎日出すことを目標にしてください。

②色は黄色から茶褐色

悪玉菌が増えると、色は褐色から黒色で臭いもきつくなります。善玉菌が多いと、黄色から茶褐色で、臭いはほとんどしないか、または少し酸っぱい臭いがします。

③形状はバナナ形

いいウンチには8割くらい水分が含まれています。そのため適度に柔らかく、いきまなくてもストーンと出るので、バナナ形になります。適度な水分が含まれていると水に浮き、落ちた瞬間に自然にほぐれていくので、それも目安になるでしょう。

便秘のときは水分が少なく60～70％くらいで、固くなります。すると、いきみながら少しずつ出るので、うさぎの糞のような丸くてころころした形になり、比重も重くなって水に沈みます。

④分量はバナナ2、3本分

きちんと食事をしていれば、1日200～300グラムは出ます。どのくらいの量なの

図表20　ウンチの観察で腸内フローラの状態がわかる

善玉菌が優勢なバナナウンチ

- 色は黄色から茶褐色
- 臭いはほとんどしないか、酸っぱい
- 形状はバナナそっくり
- 分量はバナナ2、3本分
- 水に浮く

悪玉菌が優勢なかちかち・ころころウンチ

- 色は褐色から黒色
- とてつもなく臭い
- 形状は、丸くてころころしたウサギの糞状
- 分量は少ない
- 水に沈む

か、一度量ってみてください。ウンチを拾い上げて量りに乗せる必要はありません。トイレに行く前と出した直後に体重を測って、差し引けばいいのです。ただし、尿も一緒に出すとウンチの量がわからなくなるので、尿は前もって出しておいてください。どうしても一緒に出てしまう場合は、概算で尿の分を差し引くといいでしょう。尿はほとんど水分ですから、だいたい1回あたり300ミリリットルとして300グラムくらいです。

ところで高齢者には、色が黒ずんだ褐色から黒で、かなり臭く、分量は細いうどん3本くらい、水分量は85%くらいの柔らかいウンチがよく見られます。これは老人性

さい便といって、悪玉菌が多いのと同時に、食事量が少ないことや便を押し出す力が弱くなっていることからきています。あとで詳しく紹介しますが、食物繊維が多い食品をたくさん摂ると同時に、よく歩くなどして、運動量を増やしましょう。運動不足で筋力が弱ってくると便を押し出す力が弱くなるからです。

「ウンチは汚いものだから、出したらすぐに流してしまう」という人が、ほとんどではないでしょうか。でも、ウンチは大切な健康のバロメーターです。毎日しっかりチェックしてください。

いいウンチを出すには、食事が重要

いいウンチを出す＝いい腸内環境を保つには、食事が重要です。

そもそも食べる量が少なければ、材料がないのでいいウンチを作れません。

腸内フローラのバランスさえよければ、量は少なくてもいいだろうなんて思っていませんか。量が少ないと、そもそも材料がないので便秘になります。便秘になると、有害物質が腸内に長くとどまることになります。毎日ストン、ストンと出すことで、腸の中を掃除

図表21　食物繊維が多く含まれる食品

穀類	玄米、ひえ、あわなどの雑穀
いも類	さつまいも、やまいも、里いも
豆類	大豆、おから、枝豆、あずき、きなこ
野菜	かぼちゃ、にんじん、ごぼう、大根、れんこん
きのこ類	しいたけ、しめじ、えのきだけ
海藻類	ひじき、わかめ、昆布、めかぶ
乾物	干ししいたけ、きくらげ、切り干し大根、かんぴょう
ナッツ類	アーモンド、カシューナッツ、落花生、くるみ
果物	りんご、バナナ、柿、干しぶどう

できるのです。

食べ物のかすを増やすには、食物繊維をたくさん食べることです。食物繊維とは、人間の消化酵素では分解できない炭水化物です。消化できないわけですから、分解されたり吸収されたりすることなく、大腸へ移動してウンチになっていきます。

人間には消化できないものの、食物繊維は腸内フローラのエサになります。そのときに作られる酸で腸内は酸性になり、善玉菌が増えやすくなります。しかも、有害物質をしっかり吸着する性質があり、腸のお掃除をしてくれます。

食物繊維というと野菜、そして野菜というとサラダなどの生野菜を思い浮かべるかもしれません。もちろん、生野菜をたっぷり食べるのもいいですが、食物繊維はそれ以外にも、例えば大根、ごぼう、いもなどの根菜類や、豆、きのこ、海藻などにも豊富に含まれています。

昔ながらの日本の食材には、食物繊維が多く含まれるものがたくさんあります。厚生労働省の「日本人の食事摂取基準(2015年版)」には、18歳~69歳の成人では、食物繊維の摂取目標量は1日に男性20グラム以上、女性18グラム以上とあります。ところが、いまの日本人は実際には平均して14グラム程度しか摂っていなくて、まったく足りていません。

1950年代の日本人は1日20グラム程度の食物繊維を摂っていました。食生活の変化が、日本人の腸に危機的な状況を招いています。

1日350グラム以上の野菜を摂る

食物繊維には、水溶性のものと不溶性のものがあります。

水溶性食物繊維は、一般に粘り気が強くて消化管内を移動するのに時間がかかるため、空腹を抑えやすく、二次胆汁酸のような有害物質を吸着して外へ出してくれます。

不溶性食物繊維は、消化管内で水分を吸収して膨らむため、大便のかさが増え、腸管壁を刺激して排出しやすくします。

いいウンチを出すにはどちらも必要ですから、両方摂りましょう。比率は、だいたいですが、水溶性と不溶性の割合が2対3くらいでいいでしょう。

野菜ジュースなら、野菜が苦手な人でも手軽に摂りやすいと思います。野菜をまるごとミキサーにかけて、バナナやヨーグルトを入れ、流行のスムージーにするのがお勧めです。これなら、野菜に含まれる水溶性と不溶性の食物繊維を一度に摂れます。

市販の野菜ジュースは、通常はのどごしや飲みやすさのために成分を調整しています。市販品で一部をおぎなうのはいいですが、それだけに頼るとバランスが悪くなるかもしれません。食物繊維を含むドリンク剤なども同じです。できるだけ多様な食品から多様な食物繊維を摂りましょう。

野菜は食物繊維だけでなく、ビタミンやミネラルなど不足しがちな微量栄養素が豊富に含まれています。また、野菜と果物をたくさん食べる人は、がんになりにくいことがわかっています。

厚生労働省が推進する「健康日本21」では、1日に野菜350グラム以上を摂ることを目標にしています。

図表22　すべての年代で野菜の摂取量が不足し、10年でさらに少なくなっている

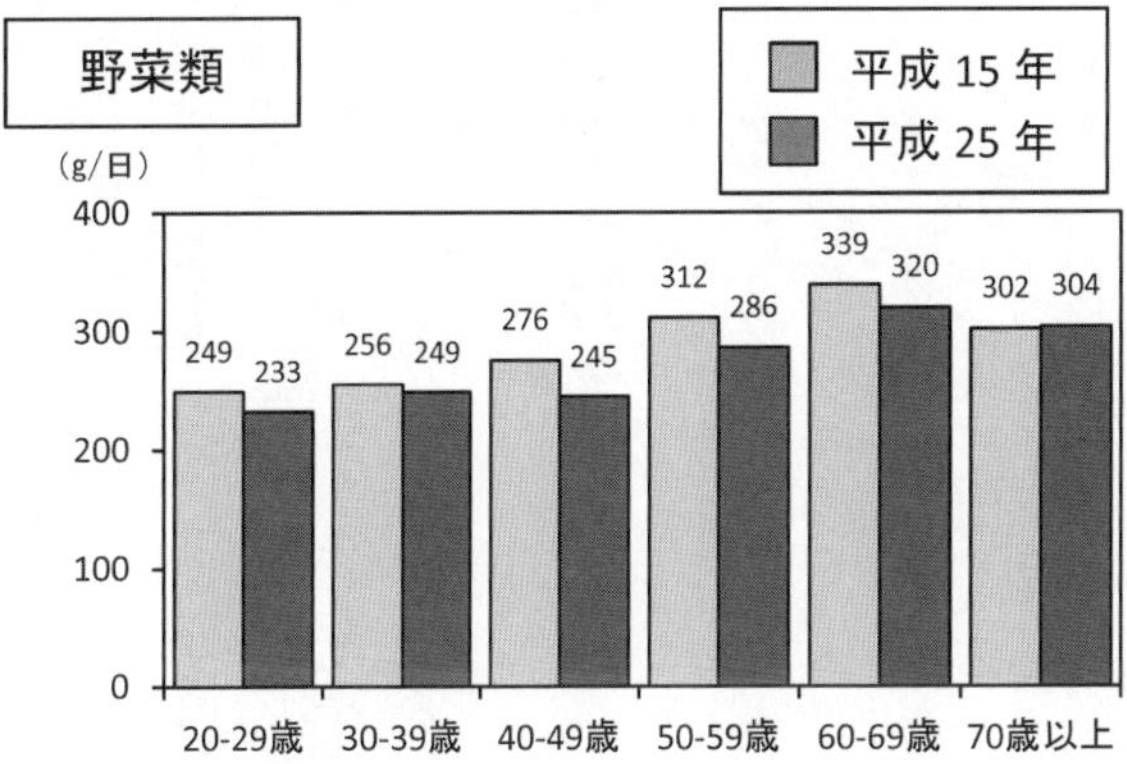

出典：厚生労働省「平成25年国民健康・栄養調査」

図表23　主な野菜70グラムの量。1日にこれを5種類くらい食べるのが目安

ほうれん草　¼把

にんじん　中⅓本

大根　2～3センチ

トマト　½個

白菜　1枚

キャベツ　1½枚

きゅうり　½本

ところが、「平成25年国民健康・栄養調査」によると、1日あたりの平均摂取量は283・1グラムで、8割くらいしか摂っていません。年代別に見ると、20代から40代の若い世代では、目標の7割程度です。しかも、ほとんどの世代で10年前に比べて減ってしまっています（図表22）。

野菜350グラムというと、おひたしや野菜サラダなど小鉢1杯を約70グラムとして、1日に5杯が必要です。野菜炒めのような大皿は2杯分と数えましょう。

自分の腸年齢をチェック

すべての年代で野菜不足といっても、高齢者はそこそこ野菜を食べているのに対して、20代から40代はまったく足りていません。最近、若い人のほうが腸内環境の老化が進んでいるのではないでしょうか。そう思った私は、腸年齢を自分で調べるためのチェックシートを作ってみました。

これを使って何度か腸年齢をチェックしてきましたが、2012年の腸内美活推進委員会による「素顔と腸に関する調査」では、30代と40代の女性250人ずつに聞いたところ、

図表24　腸年齢を自分で調べるシート

腸年齢チェックシート

食事について
□野菜不足だと感じる □肉が大好き □朝はいつも慌ただしく時間がない □食事の時間は決めていない □朝食はとらないことが多い □牛乳や乳製品は苦手 □外食は週４回以上 □アルコールを多飲する
生活習慣について
□運動不足が気になる □ストレスをいつも感じる □肌荒れや吹き出物が悩みのタネ □寝つきが悪く、寝不足である □煙草をよく吸う □顔色が悪く、老けて見られる
お通じについて
□排便の時間は決まっていない □時々便がゆるくなる □排便後も便が残っている感じがする □おならがくさいと言われる □コロコロした便が出る □いきまないと便が出ないことが多い □便が固くて出にくい □出た便が便器の底に沈みがち □便がくさいと言われる □便の色が黒っぽい

あてはまるものの個数

４個以下…実年齢以下
５～９個…実年齢よりやや高い
10～14個…老化が進行
15個以上…もはや老人

図表25　腸年齢チェックシートによる腸年齢調査結果

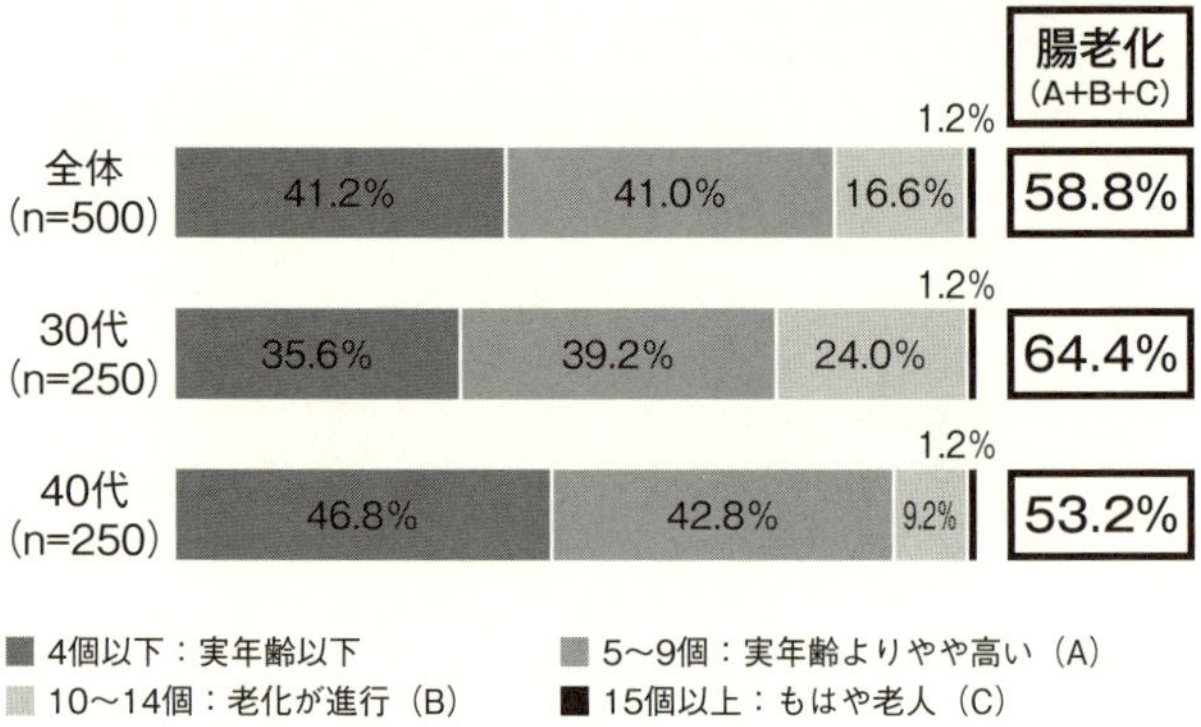

腸内美活推進委員会「素顔と腸に関する調査」より

実年齢以下は全体の約4割で、約6割は腸年齢は実年齢より高いという結果になりました。しかも、実年齢以下は30代で35・6%、40代で46・8%と、30代のほうが少なく、若い世代で腸年齢の老化が進んでいることがわかります。

若い世代の腸内環境の悪化は深刻です。

これまで説明してきたように、腸内環境のよしあしは、アレルギー、感染症への抵抗力、がん、肥満、精神疾患など、全身の健康に影響します。また、肌の健康への影響からでしょう、先の「素顔と腸に関する調査」では、腸内環境が悪いと自覚する人ほど肌に自信がないという結果も出ています。

健康と美容のためには自分の腸内環境を意識し、善玉菌を育てましょう。

9章

健康によい善玉菌の育て方

便秘は諸悪の根源

腸年齢の悪化は、大きな問題です。日本人は腸のトラブルに悩む人が増えています。「男はくだる、女はたまる」というように、男性は、職場のストレスから過敏性腸症候群になる人が多いようです。また、女性、特に若い女性の間では、便秘が深刻です。

2012年の腸内美活推進委員会による「素顔と腸に関する調査」では、30代、40代の女性のうち過半数の53・8％が「便秘体質だと思う」と答えています。また、便秘体質と答えた女性に悩みの度合いを聞くと、「とても悩んでいる」が17・5％、「かなり悩んでいる」が33・8％となり、自称便秘体質の人のうち、約半数が便秘で悩んでいることがわかります。

若い女性に便秘が多い背景には、行きすぎたダイエットなど、食習慣の乱れや運動不足があると考えられます。

腸内環境が悪いと便秘が起こりますが、便秘の状態が続くと、そのためにまた便秘になるという悪循環が起こります。

大腸の中のものが移動しにくくなると腐敗が進み、たくさんの有害物質が作られます。それが排出されないまま腸内に長くとどまったり、さらに肝臓で解毒された有毒物質が腸内細菌によって活性化されたりすると、大腸がんなど、さまざまな病気を起こしやすくなります。

便秘で肌荒れが進むことは、経験的に知っている方も多いでしょう。これは大腸の中で作られた有害物質が吸収されて、肌に出てきてしまうためです。便秘は、ニキビ、吹き出物、肌荒れ、くすみなどの原因にもなります。

腸内環境の悪さは、太りやすさにもつながります。糖質や脂質を制限するダイエットを行うと、善玉菌が減って便秘になりやすくなります。すると善玉菌が作る短鎖脂肪酸が肥満を抑制してくれなくなり、太りやすい体質になってしまいます。

腸内環境を整えて、腸年齢を若返らせることが、健康にも外見の若さや美しさにも大切です。

プロバイオティクスは、生きたまま腸に届ける

善玉菌を増やして腸内環境をよくする方法のひとつは、プロバイオティクスを食べることです。プロバイオティクスとは、ビフィズス菌や乳酸菌のような身体によい影響を与える微生物です。

ただ、乳酸菌やビフィズス菌を大量に食べるとそれが腸の中に棲みついてくれるのかというと、そうではありません。口から食べた菌は、通常は3日から7日ほどで、便と一緒に排出されてしまいます。腸内にもともといた菌以外は、身体にとって部外者とみなされるため、免疫機能で排除されてしまうのです。一時的に手伝ってくれるアルバイト社員のようなものと考えるとよいでしょう。

しかし、プロバイオティクスとして食べた菌は、腸内にいる間にせっせと乳酸や酢酸を作ります。それが腸内の環境を酸性に傾けると、もといた善玉菌が増えやすく、悪玉菌が増えにくくなります。ですから、プロバイオティクスはやはり腸内環境をよくする効果があります。

図表26　特定保健用食品（トクホ）のマークがついたものは、保健効果について科学的根拠が立証されている

図表27　プロバイオティクスを摂りたいときは、表示を確認しよう

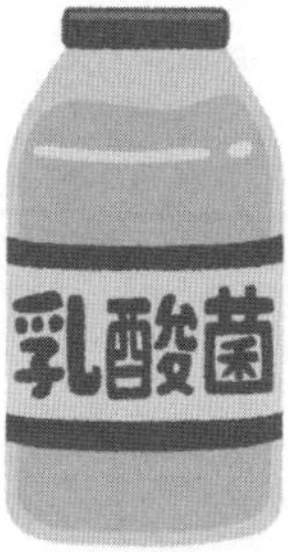

特定保健用食品の表示例

●許可表示：本品は、生きたまま腸内に届く乳酸菌○○○の働きで、良い菌を増やし悪い菌を減らして、腸内の環境を良好にし、おなかの調子を整えます。

プロバイオティクスとして代表的なものは、ビフィズス菌や乳酸菌をたくさん含んだヨーグルトや乳酸菌飲料です。

ところで、プロバイオティクスを利用するときに気をつけたいのは、生きたまま腸に届く必要があるということです。死んだ菌は、代謝をしません。酪酸や乳酸のような有用物質を作ってもらうには、生きたまま腸に届かなくてはなりません。ところが、通常の細菌は、口から入っても胃から十二指腸へと移動していく間に、大部分が胃酸などで死滅してしまいます。胃酸に強く、生きたまま腸に届く菌でないと、プロバイオティクスとしては効果がありません。

プロバイオティクスとして有効か、判断の目安として、特定保健用食品（トクホ）マークがついたものを選ぶ方法があります。トクホは、その食品について科学的根拠がしっかりしていると消費者庁が認めたものです。プロバイオティクスとしてトクホマークがついていれば、生きたまま腸に届くことが確認されています。

ただし、トクホにはさまざまな効果をうたったものがあります。トクホマークがついていても、すべてプロバイオティクスだとは限りません。例えば「お腹の調子を整える」ものであっても、オリゴ糖など、善玉菌のエサになる成分を含むだけのものもあります。もちろん、オリゴ糖には善玉菌を増やしお腹の調子を整える効果はありますが、プロバイオティクスとは、異なります。

トクホであれば、どういう保健効果がある食品なのかが、容器に表示されています。購入前にトクホマークだけでなく、表示をきちんと確認しましょう。

ヨーグルトが苦手な人は、漬物という手も？

「プロバイオティクスのよさはわかるけれども、ヨーグルトや乳酸菌飲料はどうしても苦手」という人には、ぬか漬けを試してみてはどうでしょう。ヨーグルトのように効果が実証されているわけではありませんが、ぬか漬けは、ぬか床で育てた乳酸菌で野菜を発酵させた食品なので、大量の乳酸菌がついています。ただ、表面をきれいに洗ってしまうと、せっかくの乳酸菌がいなくなってしまうので、表面を拭うくらいで食べるといいでしょう。

ほかにもキムチなど酸っぱい系の漬物は、たいてい乳酸発酵によるもので、大量の乳酸菌を含んでいます。漬物なら、同時に野菜をたくさん摂れるので、腸内環境の改善にはとてもいい食品です。ただ、最近の市販品には、乳酸発酵ではなくお酢で味を調えたものも

図表28　プレバイオティクスの定義

①消化管上部で分解、吸収されない。
②大腸に共生する善玉菌の栄養源となり、増殖を促進したり、活性化したりする。
③大腸の腸内フローラの細菌構成を健康的な状態にする。
④人の健康の増進・維持に役立つ。

あります。市販品を利用するときには、しっかり漬け込んだ本格的な漬物を選んでください。

それから、漬け物には多くの塩分が含まれています。塩分の摂りすぎは高血圧や胃がんの原因になってしまいますので摂りすぎには注意してください。

プレバイオティクスは、善玉菌のエサ

細菌が元気に増殖するには、栄養が必要です。腸内フローラのバランスをよくするためには、善玉菌が好むものを多く食べ、悪玉菌が好むものを食べすぎないことです。

善玉菌の代表格であるビフィズス菌は、乳

糖が大好きです。赤ちゃんは、ほとんどミルクしか飲みませんが、ミルクには乳糖が豊富に含まれているので、赤ちゃんの腸内フローラはビフィズス菌でいっぱいです。だから、赤ちゃんのウンチは甘酸っぱい香りがして、あまり臭いません。

プロバイオティクスと名前がよく似た言葉に、プレバイオティクスがあります。プロバイオティクスは菌そのものですが、プレバイオティクスは、善玉菌のエサになって増殖を助けたり、代謝を活性化するものです。

「プレ」は、「プレオープン」(正式開店前のイベント)、「プレリュード」(前奏曲)などの例でわかるように「～より前に」「事前に」という意味があります。善玉菌を増やすために事前に食べるものがプレバイオティクスと考えるとよいでしょう。

プレバイオティクスの定義は、図表28のようになります。だいたいは、「消化しにくい炭水化物」と考えておけば間違いありません。

消化しにくい炭水化物が善玉菌のエサになる

乳酸菌やビフィズス菌は、炭水化物を好みます。炭水化物は、単糖がひとつ、またはいくつか結合してできている物質で、そのうち人間が消化できるものを糖質、消化できないものを食物繊維と呼んでいます。

単糖には、グルコース（ブドウ糖）、フルクトース（果糖）、ガラクトースなどがあります。単糖が2つ結合した二糖には、ラクトース（乳糖）、スクロース（ショ糖）、マルトース（麦芽糖）などがあります。単糖や二糖は甘味があり、多くの人間は大好きです。善玉菌も単糖や二糖は大好きですが、人間の消化酵素で簡単に分解できるので、あまり大腸までは届きません。

プレバイオティクスとしてよく使われるのは、主にオリゴ糖や難消化性デキストリンという物質です。

単糖は1個、二糖は2個の単糖からできていますが、オリゴ糖は3〜6個程度の単糖が連なった構造をしています。それで、二糖よりはバラバラになりにくく、大腸まで届きやすくなっています。

デキストリンは、グルコースが数個〜数十個程度連なったものです。構造によって比較的消化されやすいものと消化されにくいものがあり、消化されにくいものを難消化性デキストリンと呼んでいます。「難消化性」というとなんとなく難しそうですが、単に「消化」

が「難しい」という意味です。難消化性デキストリンも、プレバイオティクスとしてよく利用されます。

数百から数万といったたくさんの単糖が結合したものを多糖といいます。

ご飯やいも類に含まれるデンプンは多糖の一種で、グルコースがたくさん結合したものです。デンプンは消化酵素で分解しやすいため、プレバイオティクスにはなりません。

実は食物繊維のセルロースも、デンプンと同じようにグルコースがたくさん結合したものです。ただ、つながり方が違うために、人間の消化酵素はセルロースを分解できません。そのため、セルロースは消化されずに大腸まで届きます。腸内細菌の中には、セルロースを分解できるものがいるため、セルロースはプレバイオティクスとしての効果を期待できます。

悪玉菌は肉を好む

これまでは、善玉菌が好む食べ物や腸内環境について説明してきました。逆に悪玉菌が好む食べ物もあって、たくさん食べると悪玉菌が増えてしまいます。

ウェルシュ菌などの悪玉菌は、主にたんぱく質を好みます。たんぱく質にはイオウや窒素が含まれていて、有害物質が多く作られます。また、硫化水素やアンモニアのような臭う物質が作られるので、ウンチやオナラがとんでもなく臭くなります。

たんぱく質は、肉に多く含まれます。以前、私が肉とその加工品だけを40日間食べ続けるという肉食実験をしたときにも、しっかり悪玉菌が増えました。

肉を食べると、同時に動物性脂肪も摂ることになります。最近は赤身肉が流行しているようですが、それでもかなりの動物性脂肪が含まれています。動物性脂肪を摂りすぎると、二次胆汁酸のような有害物質が作られて、大腸がんなどにかかりやすくなります。

しかも、肉中心の食生活では、食物繊維が少ないために便秘になりやすく、有害物質が長期間腸内にとどまってしまいます。

私たちが生きていく上で、たんぱく質は欠かせない栄養素ですが、あまりにもたんぱく質ばかり食べ過ぎるのは、考えものです。私も肉は大好きですし、肉を食べるなとは言いません。ただ、肉を食べると同時に、野菜をたくさん食べましょう。野菜をたくさん食べていると満腹感を得られやすく、結果的に肉もそうたくさんは食べられないはずです。

ヨーグルトの効果を実感するには

ヨーグルトを食べているのに、便秘改善などの効果があまり感じられないという人がいます。

理由のひとつには、量の問題があると思います。腸内環境を変えるためには、それなりに大量の細菌を摂らなくてはなりません。ヨーグルトの多くが、食べやすいように1カップ80グラムくらいで売られています。それでも効果がないわけではありませんが、効き目を実感したい人は、思い切ってもっとたくさん食べてみることをお勧めします。

まずは1週間、毎日100グラムから300グラムを食べてみましょう。できれば300グラム以上をお勧めします。私は、いまは毎日500グラムを食べています。

ヨーグルトは、食物繊維と一緒に食べる

ヨーグルトの効果を実感するために、もうひとつ大切なのは、エサとなる炭水化物を同

時に食べることです。せっかく生きた菌を大量に食べても、その菌が喜ぶエサがなければ増殖できません。

乳酸菌やビフィズス菌が好きな炭水化物をたくさん食べましょう。ヨーグルトに果物を乗せたり、はちみつをかけて食べるのは、とても理にかなったことなのです。はちみつには、プレバイオティクスとして使われるオリゴ糖が含まれています。

ただ、炭水化物が腸にいいからといって、やみくもに食べ過ぎると、エネルギーの摂りすぎになってしまいます。人間には消化できない食物繊維をたくさん食べるといいでしょう。私は、さつまいもヨーグルトをお勧めしています。ほかにも、寒天やナッツ類など、食物繊維が多いものから、好みの食べ物を選んで食べるといいと思います。

切り干し大根をヨーグルトに交ぜて、ヨーグルトの水分で8時間ほど戻した切り干し大根ヨーグルトが、以前テレビで紹介されて話題になりました。これもヨーグルトと食物繊維をたっぷり含んだすぐれた食べ方だと思います。

ヨーグルトにはちみつならともかく、さつまいもや切り干し大根と聞くと、「いくら健康にいいと言ってもおいしくなければ」と思うかもしれません。でも、ヨーグルトは酸味が強いほかはかなり淡泊な食べ物で、意外に何にでもマッチします。ブルガリアでは、ヨーグルトに塩をかけて食べるのが、定番だとか。既成概念にとらわれずに、思い切ってチャレンジしてみてください。

腸管を動かすには、リラックスタイムも必要

善玉菌を育てていいウンチを作っても、毎日きちんと出すためには、運ぶ力が必要です。腸の中の便は、腸の周りの平滑筋による蠕動《ぜんどう》運動で運ばれていきます。蠕動運動は、手でしごくように管の一部が細くなり、その部分が少しずつ移動していくことで、管の中のものを一方向に動かしていく動きです。

平滑筋は、自律神経で管理されていて、自分の意思で動かすことはできません。自律神経には交感神経と副交感神経があり、戦闘モードのときは交感神経が、休養モードのときには副交感神経が活発になります。

消化管は、副交感神経が活発になる休養モードに活発に動きます。ですから、しっかりと消化管を動かすためには、ゆったりとしたリラックスタイムを持つことが重要です。睡眠は、ある程度まとまった時間リラックスしていられる大切な時間です。夜にリラックス

図表29　蠕動運動によって、腸管の中の物が運ばれる

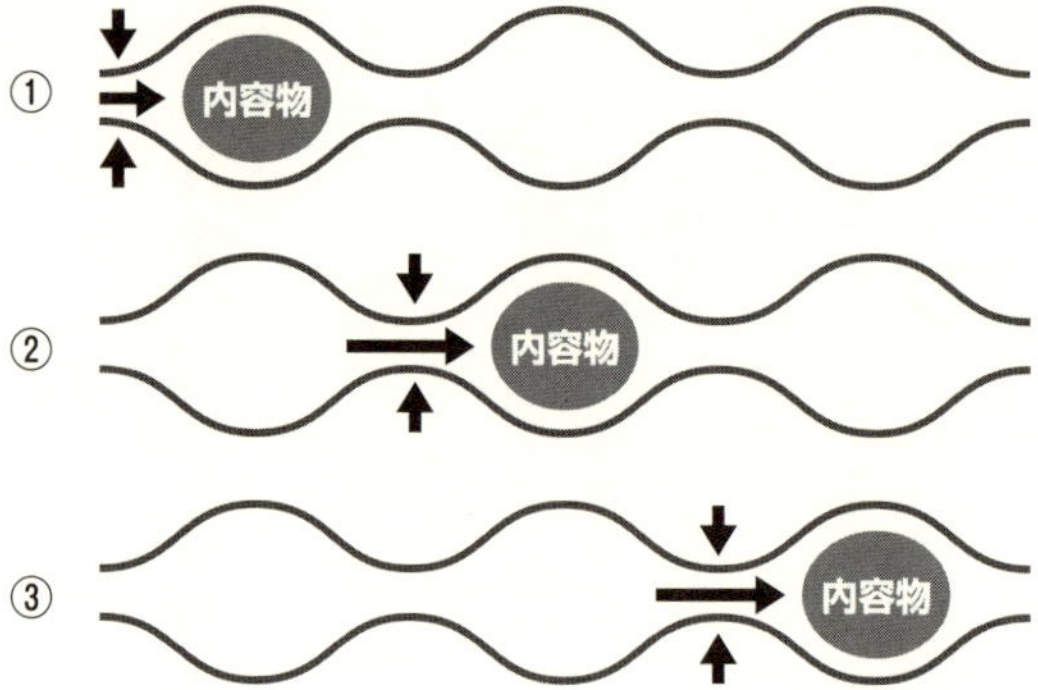

してぐっすり眠っていると、その間に腸は活発に動いて便を運んでくれます。すると、朝起きて朝食を食べると、夜の間に運ばれてきたウンチがするすると出ていきます。

なるべく夜更かしはせず、睡眠時間はたっぷりとるようにしてください。夜にリラックスして眠るためには、就寝直前の激しい運動や、熱いお風呂は避けた方がいいでしょう。

また、ストレスを感じて緊張した状態が続くと、ずっと交感神経が活発になっていて、消化管の動きが悪くなります。こういう人は、痙攣《けいれん》性便秘といって、うさぎの糞のような丸くて細かいウンチになります。

悩み事や心配事はあっても、寝る前くらいはストレスを解放して、ゆったりした気分で過ごすようにしてみてください。ヨガやイメージトレーニングでリラックスの技術を身につけるといいかもしれません。

朝にするすると気持ちよく出すには、タイミングも大切です。便意があるときにすぐに出せるように、朝は早めに起きて時間にゆとりを持って行動しましょう。

運動による刺激で腸は動く

運動不足は便秘の原因になります。現在の若い女性に便秘が多いのは、運動不足のせいもあるかもしれません。よく運動する人は大腸がんにかかりにくいということがわかっていますが、運動をよくする人は便秘になりにくいからということもあるでしょう。

腸の周りの筋肉を動かすことで、腸が刺激されて蠕動運動が起こりやすくなります。また、腸の周りの筋力をつければ、腹圧を高めて押し出しやすくなります。

腸の前には腹筋、後ろ側には腸腰筋があります。

腹筋は、姿勢を保つために必要な筋肉です。いわゆる筋力トレーニングで鍛えることもできますが、こまめに身体を動かし続けることで、ある程度鍛えられます。

腸腰筋は、インナーマッスルといって身体の奥深く（インナー）にある筋肉（マッスル）です。腸腰筋とは腸骨筋と大腰筋をまとめた呼び名で、腸骨筋は腸骨（骨盤）と大腿骨、大腰筋は、脊椎と大腿骨をつなぐ筋肉です。どちらも脚を持ち上げる働きをするため、腸腰筋が衰えると脚があがりにくくなります。高齢者がペタペタと脚を引きずるような歩き方をするのは、そのためです。ペタペタ歩きになるとものにつまずきやすく、転倒して骨折、寝たきりにという経過も珍しくありません。そのため、腸腰筋は寝たきり防止に重要な筋肉として注目されています。

腸腰筋を鍛えるためには

腸腰筋を鍛えるためには、脚をやや持ち上げる動作が必要です。普通の歩行動作は、振り子運動だけで脚を持ち上げなくても移動できるので、ゆっくりと歩くだけでは、あまり腸腰筋は鍛えられません。階段を上ったり、エクササイズウォーキングのようにできるだけ速歩で大股で歩いたりしましょう。ゆるやかな坂道を登るだけでも効果はあります。

特別な運動をするよりも、できるだけこまめに身体を動かすことを考えましょう。健康のためには、ぜいぜいはあはあいうような苦しい運動は、まったく必要ありません。

運動嫌いで、「スポーツなんかは身体に悪い。歩くだけで十分だ」と言う人がいます。確かに、激しすぎるスポーツは健康にはあまりよくありません。プロスポーツ選手などは、激しいトレーニングのあとには、ものが食べられなくなることがあります。血液の多くが筋肉のほうに回ってしまい、消化管への血流が滞ってしまうからでしょう。厳しいトレーニングを行っても食事がしっかりできる胃腸の丈夫さが、トップアスリートとして成功するための才能のひとつだといわれています。トップアスリートにとっては腸のメンテナンスは重要で、ビール酵母などのサプリメントを愛用する選手もいます。

ただ、まったく身体が温まらないようなゆっくりした歩行では、なかなか運動効果があがりません。インターバル速歩を提唱する信州大学の能勢博博士の研究では、普通に歩くだけでは毎日1万歩歩いても、目立った効果を得られなかったそうです。

お勧めは、全然苦しくはないけれど、少し身体がほかほかしてくる程度の運動です。3分ずつの速歩と普通歩行を繰り返すインターバル速歩や、歩くよりも遅いくらいの速度でゆっくり走るスロージョギングは、運動嫌いの人でも続けやすいのではないでしょうか。量としては、最低でも週に90分、できれば180分くらいを目指しましょう。

図表30　腸腰筋を鍛えて腸を刺激しよう

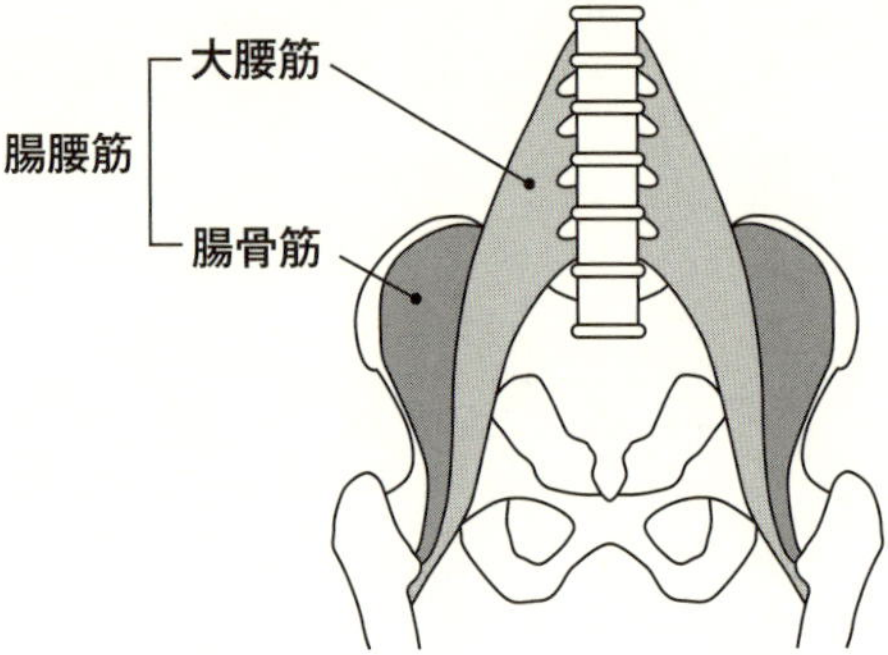

余談ですが、骨折を防止するには、骨粗しょう症予防も必要です。

腸内フローラは、短鎖脂肪酸のほかにもさまざまな有用物質を作り出しますが、例えば、ビタミンKを作り出します。ビタミンKには血液凝固作用があるため、欠乏すると出血時に血が固まりにくくなります。また、ビタミンKはカルシウムの吸収を促進するため、骨粗しょう症の予防にも重要です。

腸内フローラは、骨を強くすることにも役立ってくれています。

10章

腸内フローラと生活習慣の関連を探る

腸内フローラを健康増進に役立てる

腸内フローラについて研究が進んでいくにしたがって、私は腸内フローラを人々の健康に役立てられないかと考えるようになりました。

腸内フローラが人間の身体をどうコントロールしているのか、どんなしくみで病気が起こるのかを解明する研究は、もちろん大切です。ただ、腸内フローラの重要性がこれだけわかってきているのに、いまはそれが人々の健康には、ほとんど活かされていません。

日本人の平均寿命は年々延びていますが、「健康寿命」は、平均寿命よりも男性で9年、女性で13年ほど短くなっています。このままでは多くの人が約10年もの間、何らかの介護を受けたり、日常生活に不自由を感じながら暮らすことになります。それでは、せっかく長生きをしても、生活の質（ＱＯＬ）が下がってしまいます。

また、日本はすでに超高齢社会で、これからますます高齢化が進んでいきます。膨大な医療費と介護費用は国や地方自治体の財政を圧迫し、大変な社会問題となりつつあります。それぞれの個人にとっても、社会にとっても、みんなが健康に暮らし続けることは、とても重要です。ですから、これまでの腸内フローラ研究で培ったものを、人々の健康に役に立てたい。そんな思いで、２００９年に理化学研究所を退職後、私は辨野特別研究室を開設しました。

理化学研究所は国の支援のもとに運営されている研究機関ですが、「特別研究室」は民間企業の出資金で運営されます。腸内フローラによる健康増進という構想を提案したところ、幸いにも多くの企業にご賛同いただくことができました。いまは12社から出資金をいただいて、腸内フローラを健康維持や増進、病気予防などに役立てる研究を進めています。

【ミニ知識】生活の質（ＱＯＬ）

ＱＯＬとはクオリティ・オブ・ライフ（Quality of Life）の略で、生活の質、または人生の質と訳されます。医療や介護の世界で、単に寿命を延ばすのではなく、人間としての尊厳を保ち、その人らしい生活を大切にするという観点から、注目されるようになりました。

腸内フローラをコントロールするには、まずデータ集めから

腸内フローラを健康に役立てるには、腸内細菌の構成パターンをコントロールしなくてはなりません。しかし、それは容易なことではありません。

人の顔がひとりずつ違うように、腸内フローラにも個性があります。腸内フローラを構成する基本となる菌株は、母親から受け継いだもので、ほとんど変りません。ところが、その構成パターンは、その人の生活習慣や年齢で刻々と変っていきます。朝、昼、晩と1日の時間経過の中でも、腸内フローラは変化します。ということは、ある人にとって役立つ細菌が、ほかの人にも役立つとはかぎりません。

また、腸内フローラを構成する細菌は、相互に関わり合って複雑なシステムを作り上げています。ある1種類の「善玉菌」を大量に投入しても、ほかの細菌の状態次第で、効き目があったり、なかったりします。場合によっては、「善玉菌」が身体にとって有害な働きをしてしまう可能性もあります。

ですから、腸内フローラをコントロールするには、個々の人や状況に合わせたテーラー

メイドの保健指導をしなくてはなりません。そのためには、「こういう生活習慣をしていると、こんなパターンになる」「このパターンを変えるには、こういう食事を補う必要がある」という情報が必要です。

これまでの研究では、便秘と腸内フローラ、肥満と腸内フローラ、あるいは大腸がんと腸内フローラといった個々の病気や状態との相関関係しか見ていませんでした。そこで、私は、まず腸内フローラと生活習慣や年齢、性別といった属性との関係をきちんと調べることにしました。そのためには、数千人単位での大量のサンプルからデータを集めなくてはなりません。

3220人の腸内フローラが集まった！

自分の大便を提供してくれる人を、そんなに大勢、いったいどうやって集めたらいいのでしょう。広告を出したりするには費用がかかるし、口コミで何千人もを集めることはできません。よく知らない人に、下手に「ちょっとあなたのウンチが欲しいのです」などと言ったら、ヘンタイ扱いされてしまいそうです。

そこで思いついたのが、講演活動です。私は年間60回くらい、腸内フローラや大便について講演をしています。講演のあとで、「研究のためにあなたの大便を提供してください」と呼びかけると、ありがたいことにかなりの人が協力してくださいました。多いときには月に700検体くらいが届いて、約2年で3220人の大便が集まりました。

3220人の内訳は、年齢は10代から90代。性別では女性のほうが多くて、だいたい男性35％女性65％の割合です。75歳以上の人たちについては、日野原重明先生の「新老人の会」にお願いして、大勢の方にご協力いただきました。日野原先生は聖路加国際病院名誉院長で、104歳のいまも現役でさまざまな活動をしておられます。腸内フローラ研究が進んで、日野原先生のように年をとっても活動的に過ごせる方が増えればいいなと思います。

ただ、今回の協力者の多くは私の講演を聴きに来られた方なので、もともと健康に関心がある人たちです。一般的な日本人に比べると、偏りがあるかもしれません。そこで、いまは企業に協力していただいて従業員全員の大便を集めるなど、偏りの少ないデータを集めようとしています。

今回ご協力いただいた方には、個々の結果を記載した報告書を郵送させていただきました。興味深いことに、健康に関心がある人たちのサンプルのはずなのに、かなりの悪玉菌が見つかりました。健康に関心がある人でも、日本人の腸内環境は必ずしもよくありません。今回の研究でわかったことを、ぜひ腸内環境の整備に役立てていってほしいものです。

データマイニングで8グループに分類

今回の調査は、腸内フローラの細菌構成パターンと生活習慣などの関連を調べることが目的です。そこで、3220名の協力者には、大便を提供していただくと同時に、年齢、性別といった基本属性と、お酒を飲むか、タバコを吸うか、野菜を食べるかといった14 3項目の生活習慣をアンケート調査しました。そして、遺伝子解析法で細菌構成を調べて、基本属性や生活習慣の関わりについて解析しました。

そして集まったデータについては、データマイニングを行いました。マイニング(mining)とは採鉱、つまり鉱山から鉱石などを掘り出すことです。

一般的な研究では、例えば肥満かどうかが腸内フローラに関係あるだろうという仮定の下に、肥満の人とやせている人の細菌パターンの違いを調べます。でも、大量のデータの

図表31　3220人について調べた腸内フローラの構成パターンと生活特性

グループ（人数）	生活特性	主な腸内常在菌（群）
グループ1（797人）	喫煙・飲酒なし、便秘気味、BMI標準内60歳以上の女性群	ファーミキューテス、ルミノコッカス、クロストリジウムXIVa、バクテロイデス
グループ2（193人）	乳酸菌摂取、BMI標準内59歳以下の女性群	クロストリジウムIII+XVIII、ルミノコッカス、ビフィドバクテリウム、コリオバクテリアケアエ、ユーバクテリウム、アクチノマイセス
グループ3（397人）	喫煙・飲酒なし、野菜・海藻・魚介類・納豆を摂るBMI標準内60歳以上の女性群	クロストリジウムI、ユーバクテリウム、ルミノコッカス、バクテロイデーテス
グループ4（476人）	BMI標準内の女性群	クロストリジウムXIVa、フソバクテリウム、ユーバクテリウム、ルミノコッカス、バクテロイデーテス
グループ5（322人）	野菜・海藻・魚介類・納豆を摂る群	クロストリジウムXIVa、ユーバクテリウム、ストレプトコッカス、アクチノマイセス
グループ6（441人）	便秘ではない59歳以下の男性群	クロストリジウムXIVa、ユーバクテリウム、ルミノコッカス、スラキア、コリンセラ、ゴロドニバクター
グループ7（482人）	喫煙・飲酒習慣あり、野菜・海藻・魚介類・納豆を摂るBMI標準外の60歳以上の男性群	クロストリジウム、ラクノスピラ、セレノモナス、パラバクテロイデス、ラクトバチラス
グループ8（112人）	喫煙あり、BMI標準外の59歳以下の男性群	クロストリジウム、フソバクテリウム、ロセブリア、ラクトコッカス、ストレプトコッカス、バチルス

中には、どんな役立つ情報が埋もれているかがわかりません。「これと関係あるだろう」と単純に仮定するのではなく、あらゆる項目と他の項目が関連しているかどうかを統計学的に調べようというわけです。

大量のデータを解析できるのは、コンピュータ技術の進歩があってこそです。ただ、項目が多すぎると処理が難しいため、今回は基本属性、食生活、運動習慣などから27項目にしぼって解析しました。また、年齢は60歳以上と59歳以下、ＢＭＩは標準内と標準外のように分けました。

そうしてクラスタ解析という統計処理により、類似するパターンに合わせてグループ分けを行うと、図表31のような８つのグループに分類できました。

すべての人が、このグループのどこかに入ります。グループによって項目があるものとないものがあるのは、項目ごとに関連のあるなしを調べたのではなく、関連あるものをピックアップしてグループ分けをしたからです。

細菌構成パターンは、生活習慣と関連があった

解析が進むと、いろいろなことがわかってきました。

グループ1から4は女性に多いパターンで、グループ1と3は60歳以上、グループ2は59歳以下で、グループ4は年齢にかかわらず女性に多く見られるパターンです。

そのうちグループ5は男女ともに多いパターンで、グループ6から8は男性に多いパターンです。グループ6と8は59歳以下に多く、グループ7は60歳以上に多くなっています。

このように腸内フローラの細菌構成パターンは、性別や年齢によって明らかに違います。

また、食習慣、運動習慣、喫煙などの生活習慣や、便秘、肥満、アレルギー、腸疾患といった健康状態とも関係があります。これは、統計解析をしなければ見えてきませんでした。

このデータを利用すれば、腸内フローラの構成パターンから、この人はこういう生活習慣があるだろうと判断したり、逆に生活習慣から、こういう構成パターンがあるだろうと予測したりできます。そして、こういう構成パターンを変えるには、どのような食べ物を食べた方がいいといったアドバイスができます。また、例えば食生活改善を指導してから

半年後に再検査をして、「食生活を改善したということですが、細菌パターンが変っていないので、十分ではないようです」といった指摘ができるかもしれません。

私は1973年から84年まで培養法で同様の調査をしましたが、そのときは14年間で400人を超えられませんでした。培養法で細菌構成パターンを調べるのは、大変な手間と時間がかかります。それが、今回は2年くらいの間に約3千人以上の大便サンプルを集めて解析することができました。遺伝子解析やコンピュータ技術の進歩のおかげです。

細菌構成パターンの解析サービスを立ち上げる

今回、集めた腸内フローラのデータベースは、2014年11月に設立された株式会社サイキンソーというベンチャー企業が事業化して、健康作りに活用してくれることになりました。私の研究室と連携して、腸内フローラの細菌構成パターンを解析し、生活習慣の改善など健康に役立つアドバイスを提供するサービスを広く実施していく予定です。

私たちは8グループに分けましたが、サイキンソーではさらに細かく解析して、10グループに分けています。サービスの事業化によって、より多くのデータが集まれば、それらを基に解析を進めて、より確かな情報を提供できるようになるでしょう。

まずは健康保険組合などの団体へのサービス提供を進めていますが、近いうちに個人へのサービスも開始する予定です。2015年8月から9月には、個人向けの腸内細菌解析サービス「マイキンソー」の先行販売を行いました。

「マイキンソー」では、専用のキットを利用して送ってもらった大便を解析し、有益菌の保有比率、腸のタイプ、お勧めの生活習慣などを通知します。本格的なサービスが始まったら、あなたも試してみてはいかがでしょうか。

ただし、これはがん検診などとは違って、病気かどうか診断を下す検査ではありません。腸内フローラから、「あなたはこういう食べ物が足りませんね、こういうものを食べるといいですよ」といったアドバイスをして、健康とQOL（生活の質）向上に役立ててもらうサービスです。テーラーメイドの健康指導サービスと考えていただくといいでしょう。

11章

腸内フローラの研究はここまできた

腸内フローラの研究は、細菌の培養から始まった

最後に、なぜ最近急速に腸内フローラ研究が進んでいるかについて、紹介しておきましょう。

腸内には膨大な微生物がいて、それが健康と関わりがあるらしいことは、約六十年も前からわかっていました。では、その関係をどうやって調べたらいいのでしょうか。

19世紀に細菌が発見されて以降、細菌学者は、基本的に細菌を分離して培養し、その性質を調べてきました。多くの微生物が混ざり合った状態では、どのような細菌がいるのかわかりません。まず、ひとつひとつの細菌に分離することが必要です。

腸内フローラを調べるには、大便にいる細菌を分離しなくてはなりません。まず、調べたいもののサンプルを少しとってきて、一定の割合で希釈します。薄く希釈すると、集まって塊になっていた細菌は、ひとつひとつ分かれた状態になり、高い菌数の集団が優勢に出現します。それを寒天培地に薄く塗りつけて、一定の温度で培養すると、細菌が増殖して集落を作ります。

希釈してばらばらにしたため、1つの集落を形成する細菌は、もとは1つの細菌が分裂してできたものです。ですから、何個の集落ができたかを数えれば、もとのサンプルにどのくらいの数の菌がいたかがわかります。

また、その集落から細菌を取り出して性質を調べれば、どんな性質を持つ細菌がいたかもわかります。

培養による腸内細菌の研究方法を確立

これは、とても時間と手間がかかる方法です。細菌によって好みのエサが違うため、多くの種類の培地で培養してみなくてはなりません。また、腸の中には酸素がないため、大部分の腸内細菌は、酸素があるところでは育ちません。ですから、酸素がないところで培養することも必要です。

私の師である光岡知足先生は、腸内フローラの研究をするために、培養法の研究から始めなくてはなりませんでした。そして、独学でプレート・イン・ボトル法という、酸素を嫌う細菌を培養する方法を開発しました。さらに、全部で15種類の培地を使い、ひとつのサンプルから多くの腸内細菌を培養する方法を確立されたのです。

そうして、1970代にやっと腸内フローラを調べる体制が整いました。私は1974年に理化学研究所に入り、光岡先生の確立した培養法で、さまざまな腸内フローラ研究を行うチャンスをいただけたのです。

しかし、そうやって苦労して培養法で調べても、細菌の中には培養が難しくて検出されないものもあると考えられます。また、細菌を培養するには技術の習得が必要で、研究者によって結果に微妙な違いが出てしまうことも問題でした。

遺伝子解析をすれば、腸内フローラの全容がわかる

20世紀の終わりから21世紀の初めにかけて遺伝子解析技術が発展してくると、培養をしなくても腸内細菌を調べられるようになってきました。

大便の中にはたくさんの生きた微生物や、微生物の死骸が含まれています。そこで、大便の中にどんな遺伝子が含まれているかを調べれば、どんな細菌がいるかがわかります。

遺伝情報がDNA（デオキシリボ核酸）の配列で伝えられることは、みなさんご存じで

しょう。DNAは炭素が5個の糖とリン酸と塩基からなる物質で、塩基はアデニン、チミン、グアニン、シトシンの4種類あります。この4種類の塩基がどの順で並んでいるかが遺伝子情報として働きます。ですから、この遺伝子配列を調べればよいわけです。最初の頃は遺伝子解析にも、けっこう時間と手間がかかりました。それでも、培養法に比べると、遺伝子解析の成果は絶大でした。

例えば、遺伝子を調べることで腸内フローラの中で培養可能な細菌は20〜30％に過ぎなかったことがわかりました。培養困難な細菌が70％もあることや、全体で1000種類もの細菌がいることなどが解明されてきました。

遺伝子配列から細菌の種類がわかる

ところで、試料の中にどんな遺伝子配列があったかわかっても、それがどんな細菌のものかがわからなければ、細菌を特定することができません。

遺伝子配列で細菌を特定するためには、すべての遺伝子配列を調べる必要はありません。ある人をAさんと認識するためには、Aさんの全身をくまなく記録する必要がないのと同じです。Ａさんだと証明するには、通常は顔写真付きの証明書類があればじゅうぶんです。より正確に調べるのなら、指紋や掌紋を使ってもいいでしょう。

細菌の場合は、すべての細菌が持つ「16Ｓリボソーム ＤＮＡ」の遺伝子配列を調べることになっています。16ＳリボソームＤＮＡを指紋代わりに使うと決めてしまったので、細菌の持つ遺伝子配列の中で16ＳリボソームＤＮＡだけを調べれば、どの細菌かわかるようになりました。

新しい細菌を発見したら、16ＳリボソームＤＮＡの約１５００塩基対の配列を調べて、国際的なデータバンクに登録しなければなりません。その登録番号と2か国以上の公的な微生物保存機関からの新菌種の存在を示す認証を付けて論文にして、微生物分類学の専門誌に投稿、受理されて初めて、新種として提案できるのです。

培養して分離できない細菌は、新種として名前を提案することはできません。それでも、腸内フローラから見つかった16ＳリボソームＤＮＡの遺伝子配列のデータがあれば、まだ姿形は見えないけれども、未知の細菌がいるということはわかります。

このようなデータを蓄積していけば、未知の細菌も含めて、腸内細菌の構成やその変化が見えてきます。

遺伝子配列の解析ができる機械の登場

当初は遺伝子解析にかなりの時間とコストがかかったために、16SリボソームDNAで細菌を同定する方法がとられました。しかし、やがて次々と新しい遺伝子解析方法が開発されて、大量の遺伝子配列を高速で、しかも比較的低コストで解析できるようになってきました。

1998年には、「キャピラリー式蛍光自動シークエンサー」という機械が登場し、いくつもの試料を自動的に機械で解析できるようになりました。シークエンサーとは、遺伝子配列解析（シークエンス）を行う機械です。21世紀に入ると、それまでの方法よりも数千万倍の速度で解析できる次世代シークエンサーというものも現れてきました。

ちなみに、1990年にひとりの人間の遺伝子配列をすべて調べてしまおうというヒトゲノムプロジェクトが開始されました。そして、13年かけて2003年にやっと人間のすべての遺伝子配列がわかったのです。

いまは人間1人分の遺伝子配列を解析するのに、いったい何年かかると思いますか？

5年でしょうか？　思い切って、1年でしょうか？

正解は、2、3日です！

どの機械を使うかにもよりますが、標準的な機械であれば、2、3日で解析できてしまいます。

次世代シークエンサーの登場で遺伝子解析が大幅に進むようになりました。そこで、研究者が協力して人間の常在細菌叢の全容を解明しようとする動きが出ています。

日本はもちろん、世界各国でプロジェクトが立ち上がり、2008年にはこれらのプロジェクトのメンバーが参加して、国際コンソーシアムIHMC（International Human Microbiome Consortium）が発足しました。遺伝子配列のデータを研究者がみんなで持ち寄って、常在細菌をデータベース化してしまおうというわけです。

腸内フローラ研究が爆発的に増加

機械さえあれば比較的簡単に解析できるようになったため、試料を送れば遺伝子配列を解析してくれるサービス機関がいくつも出てきました。そうなると、研究者はわざわざ解析技術を身につけなくてもかまいません。実験をしたら試料を送れば結果が出るのです。もちろん、ある程度の解析費用はかかりますが、高価なシークエンサーを購入しなくても、当座の解析費用だけ用意すればいいわけです。

しかも機械による解析では、試料が同じなら解析結果はほぼ同じです。

誰がやっても同じ結果が出るというのは、研究者にとってはありがたいことです。実は「ネイチャー」のような有名雑誌に論文を発表しても、それがすぐに世の中に認められるわけではありません。他の研究者が次々と追試をして、「確かにその通りになる」と確認してくれて、はじめて認められます。培養法では、追試が大変ですし、研究者の技術や手法の違いで、結果にある程度のばらつきが出てしまいます。そのため画期的な研究でも、長い間あまり認められず注目されないことがありました。それが、機械の発達で均一な結果が出るようになり、追試が行われやすくなったのです。

2005年頃からは多くの研究者が腸内フローラを調べだし、論文発表をするようになりました。1990年代には、腸内フローラについての英語論文は1年でだいたい100本前後だったのが、2014年には2000本以上にもなっています。いままでブラックホールのようにわからない存在だった腸内フローラの姿が明らかになってきて、あらゆる病気と腸内フローラの関係がクローズアップされてきています。

私も1995年頃からは、培養法から培養を介さない遺伝子解析法へと、研究手法を大きく変えました。おそらく腸内フローラ研究で、日本で一番早く遺伝子解析法を使ったのは、私たちの研究室でしょう。1995年から2005年あたりに遺伝子解析法を使った論文を大量に出して、かなり時代をリードしてきたと自負しています。

「メタゲノム解析」で細菌の機能がわかるようになった

最近では、機械の発達のおかげで、「16SリボソームDNA」だけではなく、「メタゲノム解析」という手法が可能になりました。

ある生物がその生物であるために必要な遺伝子情報をゲノム(genome)と呼んでいます。メタゲノム解析とは、その生物の遺伝情報をすべて解析するということです。

多くの遺伝子が解析され、データが蓄積してきたために、それぞれのゲノムがどんな代謝機能に関連するかがわかってきました。したがって、メタゲノム解析をすることで、その生物がどんな機能を持つかが解明できるというわけです。例えば、どんなDNA配列がある細菌が乳酸を作るかがわかっていれば、メタゲノム解析で、サンプルの中に乳酸を作る細菌がいるかどうかがわかります。

DACC（Data Analysis and Coordination Center）などのデータバンクには、そういったDNA配列と機能の関係も登録されてきています。そのため、便に含まれるDNAをすべて調べることで、80％の未分類の細菌を含めて、どんな機能を持つ細菌がいるかがわかってきます。

ただ、次世代シークエンサーが進歩してきたとはいっても、すべてを調べるメタゲノム解析には、かなりのコストがかかります。研究費をどう獲得するかが課題ですが、より深く腸内フローラを調べていくには、今後はメタゲノム解析を進めることも必要でしょう。

細菌の代謝機能を調べる「メタボローム解析」

「メタゲノム解析」によって、腸内細菌の代謝機能がわかるようになってきました。代謝機能が注目されるようになると、重要になってくるのが「メタボローム解析」です。

「メタボローム解析」とは、生体内に含まれる既知の代謝物のすべてを解析する方法です。

遺伝情報という設計図ではなく、できあがった代謝産物を調べて代謝機能を調べます。ゲノムという設計図はあっても、そこに書かれている物質がいつも作られるわけではありません。実際に何がどのくらい作られたかは、やはり作られた物質を調べる必要があります。

生体内には、たんぱく質や核酸といった高分子の化学物質のほかに、アミノ酸、糖、有機酸などの比較的低分子の化学物質が多数存在しています。どのような物質がどの程度存在するのか、状況が変ったときにどのように変化するかを調べていけば、どのような代謝機能があるのかがわかってきます。

生体内の化学物質を調べるには、以前は、特定の化学物質にねらいを定めてひとつずつ分析するしかありませんでした。それを革命的に進歩させたのが、代謝物のすべてをまとめて調べるメタボローム解析です。2002年にノーベル化学賞を受賞した田中耕一さんが考案した方法で、自動的に解析できる機械が開発されて、メタボローム解析が簡単に確実にできるようになりました。

例えば、実験動物の大腸内と脳内の代謝物質を網羅的に調べると、腸内の代謝物質の変化が脳内の物質にどのような影響を与えるかがわかります。網羅的に変化を調べた上で、その中から特定の物質を選び出して研究することが、将来的にはとても重要になってくるでしょう。

すでに紹介した無菌マウスと通常マウスで腸内代謝物と脳内代謝物の違いを調べた私たちの研究は、このメタボローム解析を利用したものです。

20世紀の腸内フローラ研究は培養という手法を用いていましたが、いまは遺伝子や低分子化合物といった分子で把握するようになっています。腸内フローラ研究も、細菌学から分子生物学の時代に変ってきたといえるでしょう。

生きた細菌の培養も重要

便を培養法で調べると、ビフィズス菌をはじめとして、いろいろな細菌がいることがわかります。ところが同じ便を遺伝子解析法で調べると、わかっている細菌は20〜30%だけで、70〜80%は未知の細菌であるとわかります。私たちは、この事実を1990年代後半に調べて、2000年はじめ頃に論文として発表しました。

培養困難な菌が70%にもなることがわかり、遺伝子解析法を腸内フローラ研究に取り入れたことは、間違っていなかったと思います。いまの腸内フローラ研究は、培養法から遺伝子解析法へとすっかり切り替わりました。ただ、その中で培養法がまったく顧みられなくなっていることには、危惧を感じています。

最近の研究の多くは、未分類の細菌を置き去りにしたまま、培養可能で名前がわかっている細菌だけを取り上げて、その細菌が増えたか減ったかを論じるものがほとんどです。でも、70％の未分類の菌を無視して、全体を把握できるはずがありません。

腸内フローラの全容を解明するには、遺伝子解析法を利用しながらも、培養困難な細菌を培養して詳しく調べていくことが重要です。

腸内細菌のうち3割を培養できることは、実はすごいことだと思います。地球上には1００万種以上の細菌がいますが、人類はそのうちの1万種しか把握できていません。99％は未知の細菌です。ところが腸内細菌は3割も培養して、細菌の姿が見えています。腸内フローラは、非常に研究が進んでいるといえるでしょう。

腸内フローラの全貌を調べるためには、遺伝子解析法と培養法の両方を駆使することが大切です。

膜を使った培養法で、まったく新しい細菌を発見!

これまでの培養法では寒天培地上に出現してきた腸内細菌だけをみてきました。しかし、腸内では腸内細菌は、互いに補い合ったり、抑制し合ったりして、影響を及ぼし合いながら生きていることがわかってきました。

例えば、A菌が出す代謝物がなければB菌が増殖できず、また、B菌の代謝物が多いとC菌は生育できないといった関係があります。そうなると、A菌だけ、B菌だけ、C菌だけのように個々に取り出して培養することは、難しくなります。

私の研究室では、この関係を考えて、メンブランフィルターという膜を使った細菌を培養することに成功しました。

メンブランとは、英語で「膜」を意味します。この方法では、0・02マイクロメートルという小さな穴が開いた膜で仕切られた、2層のやわらかい寒天培地を使います。腸内細菌はこの穴を通ることはできませんが、それらが出す物質は通ります。これなら、それぞれの細菌が産生した物質のやりとりはしながら、細菌は別々に培養できます。

この方法を使って、私たちは、さまざまな新事実をつきとめることができました。

例えば、大便から分離されたファスコラルクトバクテリウム BL377という細菌は、単独では増殖できなかったのですが、メンブランフィルターで隔てられてバクテロイデス・ドレー BL376という細菌が増殖している領域内で、増殖するのです。つまり、2つの菌は共生関係にあり、増殖するために物質のやりとりが必要であると考えられます。

BL377は、それまで発見されていなかった新しい腸内細菌でした。この方法を開発するまでは、培養が難しかったからです。この方法を使って、人の大便からたった2年間で10種もの新しい生きた腸内細菌を見つけ出しました。

いま、私たちは今後5年間で、100種類以上の新しい腸内細菌を見つけるという目標を掲げています。そして、その発見を人間の健康の増進や病気の予防に役立てたいと考えています。

著者
辨野義己（べんの　よしみ）
1948年、大阪府生まれ。国立研究開発法人理化学研究所イノベーション推進センター辨野特別研究室特別招聘研究員。酪農学園大学酪農学部獣医学科卒業。東京農工大学大学院を経て理化学研究所研究員。バイオリソースセンター微生物材料開発室室長などを務めた。40年以上にわたり、腸内細菌学・微生物分類学の研究に取り組んでいる。主な著書に、『「腸内細菌」が寿命を決める！』（ぱる出版）、『腸を鍛えれば頭がよくなる』（マキノ出版）、『腸内細菌革命』（さくら舎）『免疫力は腸で決まる！』（角川新書）。その他多数。

腸を整えれば病気にならない

二〇一六年一月五日　第一版　第一刷

著　者……辨野義己
発行者……後藤高志
発行所……株式会社　廣済堂出版
〒一〇四―〇〇六一　東京都中央区銀座三―七―六
電　話　〇三―六七〇三―〇九六四（編集）
　　　　〇三―六七〇三―〇九六二（販売）
ＦＡＸ　〇三―六七〇三―〇九六三（販売）
振　替　〇〇一八〇―〇―一六四一三七
URL　http://www.kosaido-pub.co.jp
装　丁……盛川和洋
印刷所
製本所……株式会社　廣済堂

ISBN978-4-331-51968-4　C0295